Zwanghaftes Bewegungsverhalten bei Essstörungen

Nina Dittmer
Claudia Mönch
Michael Marwitz
Mareike von der Mühlen
Sabine Baumann
Ulrich Cuntz
Katharina Alexandridis
Markus Fumi
Ulrich Voderholzer

Zwanghaftes Bewegungsverhalten bei Essstörungen

Ein Therapiemanual

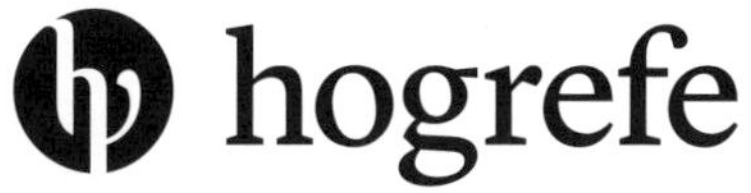

Bibliografische Information der Deutschen Nationalbibliothek
Die Deutsche Nationalbibliothek verzeichnet diese Publikation in der Deutschen Nationalbibliografie; detaillierte bibliografische Daten sind im Internet über http://dnb.dnb.de abrufbar.

Hogrefe Verlag GmbH & Co. KG
Merkelstraße 3
37085 Göttingen
Deutschland
Tel. +49 551 999 50 0
Fax +49 551 999 50 111
info@hogrefe.de
www.hogrefe.de

Illustrationen Yoga-Übungen: Klaus Gehrmann, Freiburg; www.klausgehrmann.net
Satz: Arthür Grafik-Design & Kunst, Weimar
Druck: mediaprint solutions GmbH, Paderborn
Printed in Germany
Auf säurefreiem Papier gedruckt

1. Auflage 2021

(E-Book-ISBN [PDF] 978-3-8409-2951-9; E-Book-ISBN [EPUB] 978-3-8444-2951-0)
ISBN 978-3-8017-2951-6
https://doi.org/10.1026/02951-000

Inhaltsverzeichnis

CD-ROM

Die CD-ROM enthält PDF-Dateien aller Arbeitsblätter, die zur Durchführung des Therapieprogramms verwendet werden können.

Die PDF-Dateien können mit dem Programm Acrobat® Reader (vgl. www.adobe.com/de/reader) gelesen und ausgedruckt werden.

Kapitel 1
Einleitung

1.1 An wen wendet sich das Therapiemanual?

Das vorliegende Buch ist an Psychologen, Ärzte und Bewegungstherapeuten[1] gerichtet, die mit Menschen mit Essstörung arbeiten, sowie an Dozenten im Bereich der psychotherapeutischen und bewegungstherapeutischen Ausbildung. Das Buch enthält das störungsspezifische Therapiemanual *Aufbau eines gesunden Bewegungsverhaltens (AGB)* zur Reduktion des zwanghaften Bewegungsverhaltens bei Essstörungen und stellt auch dessen wissenschaftliche Evaluation dar. Auch wenn die einzelnen Module von AGB aufeinander aufbauend für die Gruppentherapie dargestellt werden, können diese auch jeweils einzeln in der psychotherapeutischen und bewegungstherapeutischen Behandlung im Einzel- und Gruppensetting eingesetzt werden. Das vorgestellte Therapiekonzept ist sowohl für den ambulanten als auch für den stationären therapeutischen Kontext geeignet.

1.2 Fallbeispiel 1

Die 18-jährige Frau P. leidet seit vier Jahren unter einer Anorexia nervosa vom Binge-Eating/Purging-Typ. Ausführlich berichtet Frau P. bei Aufnahme von den „Extremen", die sie im Rahmen ihrer Erkrankung sowohl bzgl. Nahrungsaufnahme als auch bzgl. Bewegung bereits erreicht habe: Während der letzten Wochen habe sie maximal 450 kcal/Tag zu sich genommen. Sie gehe 2 h/Tag joggen, zusätzlich tanze sie 1–2 h/Tag Ballett und würde vor jeder Nahrungsaufnahme ein Workout bestehend aus einer festgelegten Anzahl Burpees, Sit-ups und ähnlichen hochintensiven Kraftübungen absolvieren. Heißhungerattacken sowie selbstinduziertes Erbrechen habe sie bei einem vorherigen Klinikaufenthalt „einigermaßen in den Griff bekommen". Das Aufnahmegewicht beträgt 37 kg (BMI: 14,6 kg/m^2). Rasch wird deutlich, dass Frau P. ihr zwanghaftes Bewegungsverhalten v. a. zur Emotionsregulation in Stresssituationen einsetzt, sich viel über extreme Leistungen definiert und durch die Kraftübungen versucht, ungeliebte Körperregionen gezielt zu formen. Im Rahmen ihrer Teilnahme an AGB lernt Frau P. daher bewegungsorientierte (Hoch-)Stressskills als alternative Möglichkeiten der Spannungsregulation einzusetzen. Zusätzlich werden Fehlannahmen bzgl. der Effekte von Krafttraining korrigiert. Als hilfreich erlebt Frau P. auch die Auseinandersetzung mit den langfristigen Folgen ihres zwanghaften Bewegungsverhaltens. In der Einzeltherapie wird intensiv an der Stärkung alternativer Selbstwertquellen gearbeitet und die Entscheidung gegen die Essstörung und das zwanghafte Bewegungsverhalten, v. a. im Hinblick auf ihren Berufswunsch Neurochirurgin zu werden, gefestigt. An der Akzeptanz eines weiblichen Körpers wird intensiv in der Gestaltungstherapie gearbeitet. Frau P. berichtet bei einem Besuch ein Jahr nach Entlassung, dass es ihr mithilfe ambulanter Psychotherapie gelungen sei, ein geregeltes Essverhaltens und Normalgewicht aufrechtzuerhalten. Auch ihr Bewegungsverhalten habe sich normalisiert, sie habe mit Kickboxen begonnen, was ihr in Stresssituationen sehr helfe. Allerdings werde sie sich wegen einer mittlerweile diagnostizierten Borderline-Persönlichkeitsstörung nun erneut in stationäre Behandlung begeben.

1.3 Fallbeispiel 2

Die 14-jährige Anna leidet seit anderthalb Jahren unter einer Anorexia nervosa vom restriktiven Typ. Sie wird nach einem vierwöchigen Aufenthalt in einer

1 Zugunsten einer besseren Lesbarkeit verwenden wir im Text in der Regel das generische Maskulinum. Diese Formulierungen umfassen gleichermaßen alle Geschlechter (m/w/d). Die verkürzte Sprachform hat nur redaktionelle Gründe und beinhaltet keine Wertung. Wenn möglich, wurde eine geschlechtsneutrale Formulierung gewählt.

Kinderklinik direkt in unsere Klinik verlegt. Während der letzten Tage vor Einweisung in die Kinderklinik habe sie die Nahrungsaufnahme komplett verweigert und den Großteil des Tages dünn bekleidet am offenen Fenster stehend verbracht um „durch das Frieren Kalorien zu verbrennen“. Für vorher ausgeübte stundenlange Spaziergänge und Workouts sei sie zu schwach gewesen. Während des Aufenthaltes in der Kinderklinik sei durch Zufuhr von hochkalorischer Flüssignahrung per Sonde bereits eine Gewichtszunahme von 3 kg erzielt worden, sodass Anna bei Aufnahme in unsere Klinik 34 kg (BMI: 12,5 kg/m^2, < 1. Altersperzentile) wiegt. Bei Aufnahme wird unmittelbar die starke Bewegungsunruhe von Anna deutlich, die hochangespannt mit unablässig wippenden Beinen auf der Stuhlkante sitzt. Schrittweise gelingt es ihr, mit intensiver therapeutischer Unterstützung ein ausreichendes Essverhalten wiederaufzubauen. Ab einem Gewicht von 41 kg (BMI: 15 kg/m^2, 1. Altersperzentile) lässt diese Bewegungsunruhe subjektiv und objektiv spürbar nach. Allerdings beginnt Anna wieder, gezielt heimlich spazieren zu gehen und im Bad Workouts zu absolvieren. In der Einzeltherapie werden massive Ängste vor der Pubertät und dem „Verlust der Kindheit“ deutlich. Durch die Teilnahme an AGB erkennt Anna, dass das zwanghafte Bewegungsverhalten oft nach Konflikten mit ihrer Mutter und nach Konfrontation mit ihrem Gewicht, z. B. nach dem Wiegen, auftritt. Als hilfreich erlebt Anna psychoedukative Elemente von AGB zu Gewichtszunahme und Bewegung sowie das Erarbeiten einer gesunden Norm bzgl. Bewegung. Auch alternative Entspannungsformen konnte Anna durch AGB zunehmend besser einsetzen. In der Einzeltherapie wurden im Rahmen von Familiengesprächen Ängste der Patientin bzgl. des Erwachsenwerdens offen thematisiert. Bei Entlassung hat Anna den unteren Normalgewichtsbereich erreicht. Durch die sich nahtlos anschließende weiterführende ambulante Psychotherapie wird sie bei den anstehenden Entwicklungsaufgaben und der Akzeptanz eines weiblichen Körpers weiterhin unterstützt.

Kapitel 2
Zwanghaftes Bewegungsverhalten

2.1 Darstellung der Symptomatik

2.1.1 Historische Beschreibung des zwanghaften Bewegungsverhaltens

Zwanghaftes Bewegungsverhalten wird schon in frühesten Aufzeichnungen zu Anorexia nervosa als charakteristisches Symptom beschrieben. So berichtet Gull (1888) in einer klassischen Beschreibung der Anorexia nervosa: „as part of the pathological history, it is curious to note [...] the persistent wish to be on the move, though the emaciation was so great and the nutritive functions at an extreme ebb."

Viele weitere Forscher haben im 20. Jahrhundert über zwanghaftes Bewegungsverhalten als spezifisches und häufiges Symptom sowohl bei Anorexia nervosa als auch bei Bulimia nervosa berichtet (Blinder, Freeman & Stunkard, 1970; Crisp, 1965; Crisp, Hsu, Harding & Hartshorn, 1980; Epling, Pierce & Stefan, 1983; Kron, Katz, Gorzynski & Weiner, 1978; Adkins & Keel, 2005; Binford & le Grange, 2005; Shroff et al., 2006; Stiles-Shields et al., 2015).

Heute wird im DSM-5 zwanghaftes Bewegungsverhalten bei Anorexia nerovsa als Symptom des restriktiven Typs aufgeführt, bei Bulimia nervosa als mögliches unangemessenes kompensatorisches Verhalten beschrieben (American Psychiatric Association, 2018).

Ein erster spezifischer therapeutischer Ansatz gegen zwanghaftes Bewegungsverhalten wurde erst gegen Ende des 20. Jahrhunderts von Beumont und Kollegen (1994) beschrieben.

2.1.2 Prävalenz und Relevanz des zwanghaften Bewegungsverhaltens bei Anorexia nervosa und Bulimia nervosa

In bisherigen Erhebungen mit überwiegend kleinen Stichprobengrößen lagen die Prävalenzangaben bei Patienten mit Anorexie in Abhängigkeit von Messinstrumenten, angewandter Kriterien und Stichprobenzusammensetzung zwischen 31 und 81 % (Dalle Grave, Calugi & Marchesini, 2008; Davis et al., 1997; Favaro, Caregaro, Burlina & Santonastaso, 2000; Hebebrand et al., 2003). Bei Patienten mit Bulimie lag die Prävalenz zwischen 20 und 66 % (Binford & le Grange, 2005; Shroff et al., 2006; Davis et al., 1997).

Im Rahmen der an der Schön Klinik Roseneck durchgeführten randomisierten-kontrollierten Studie zur Evaluation unseres Therapiekonzepts zum Aufbau eines gesunden Bewegungsverhaltens wurde eine aktuelle Prävalenzerhebung an der weltweit größten Stichprobe durchgeführt (Anorexie: 566 Patienten; Bulimie: 185 Patienten), die vergleichbare Ergebnisse ergab (vgl. Abb. 1).

Da eine beträchtliche Tendenz zur Verheimlichung bzw. Bagatellisierung des zwanghaften Bewegungsverhaltens besteht, ist davon auszugehen, dass die tatsächlichen Prävalenzzahlen noch deutlich höher liegen.

Kurzfristig erschwert zwanghaftes Bewegungsverhalten bei Patienten mit Anorexia nervosa eine ausreichende Gewichtszunahme während der Behandlung (AWMF, 2018; Holtkamp, Hebebrand & Herpertz-Dahlmann, 2004). Mittel- und langfristig ist zwanghaftes Bewegungsverhalten mit einem ungünstigen Verlauf der Behandlung und Erkrankung verbunden.

Zwanghaftes Bewegungsverhalten ist assoziiert mit längeren stationären Aufenthalten (Solenberger, 2001) sowie suizidalem Verhalten (Smith et al., 2013) und ist ein signifikanter Prädiktor für Rückfälle (Carter, Black-

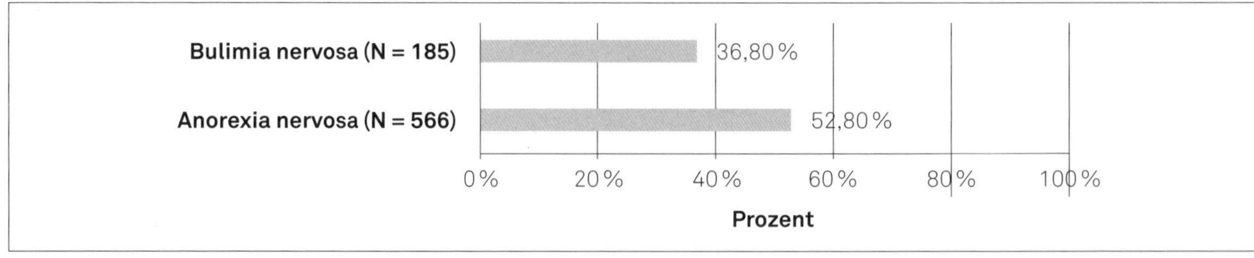

Abbildung 1: Prävalenzerhebung von zwanghaftem Bewegungsverhalten bei Essstörungen an der Schön Klinik Roseneck mittels eines strukturierten klinischen Interviews

more, Sutandar-Pinnock & Woodside, 2004) und Chronifizierung der Symptomatik (Casper & Jabine, 1996; Strober, Freeman & Morrell, 1997). In weiteren Studien konnte gezeigt werden, dass zwanghaftes Bewegungsverhalten bei Kindern und Jugendlichen mit Essstörungen ein „Einstiegsverhalten" in weitere kompensatorische Verhaltensweisen wie Erbrechen oder Missbrauch von Laxantien darstellt (Stiles-Shields et al., 2012).

2.1.3 Terminologie und Definition von zwanghaftem Bewegungsverhalten

Trotz der hohen Prävalenzzahlen gibt es nach wie vor keinen Konsens bzgl. Terminologie und Definition des Symptoms. In Studien zu zwanghaftem Bewegungsverhalten bei Essstörungen wurde eine Vielzahl unterschiedlicher Termini verwendet. Einer der am häufigsten verwendeten Termini ist „excessive exercise", der das Bewegungsverhalten basierend auf quantitativen Merkmalen wie Häufigkeit, Intensität und Dauer der Bewegung charakterisiert (z. B. Bewell-Weiss & Carter, 2010; Bratland-Sanda et al., 2010b; Davis & Kaptein, 2006; Penas-Lledo et al., 2002). Andere Studien betonten besonders die zwanghafte, ritualisierte und unkontrollierbare Qualität der Bewegung und verwendeten deshalb den Begriff „compulsive exercise" (z. B. Adkins & Keel, 2005; Dalle Grave et al., 2008; Meyer & Taranis, 2011; Young et al., 2018). Im Deutschen wurde bisher als häufigster Begriff „Bewegungsdrang" gebraucht. Nachdem eine aktuelle internationale Delphi-Studie jedoch ergeben hat, dass „compulsive exercise" als bevorzugter Terminus betrachtet wird (Noetel et al., 2017), soll im vorliegenden Manual entsprechend der Begriff „zwanghaftes Bewegungsverhalten" gebraucht werden.

Bezüglich der Definition hat sich ein zunehmender Konsens dahingehend ergeben, dass sowohl quantitative als auch qualitative Merkmale berücksichtigt werden sollten (Adkins & Keel, 2005; Noetel et al., 2017). Die Autoren schlagen folgende transdiagnostische Definition von zwanghaftem Bewegungsverhalten vor (Dittmer, Jacobi & Voderholzer, 2018).

Zwanghaftes Bewegungsverhalten (Dittmer, Jacobi & Voderholzer, 2018)

A. Zwanghaftes Bewegungsverhalten wie durch (1) und (2) definiert:
   1) Übertriebenes Ausmaß an Bewegung, zu dem sich der Patient aufgrund aufdringlicher Gedanken oder rigide einzuhaltender Regeln innerlich getrieben fühlt
   2) Die Bewegung dient dazu gefürchtete Konsequenzen zu vermeiden oder Stress zu reduzieren; sie basiert häufig auf verzerrten Annahmen über Bewegung
B. Das zwanghafte Bewegungsverhalten ist zeitaufwendig (> 1 h pro Tag), beeinträchtigt deutlich den persönlichen Tagesablauf, die berufliche Leistungsfähigkeit, soziale Beziehungen oder wird trotz Krankheit, Verletzung oder fehlender Freude fortgesetzt
C. Zu irgendeinem Zeitpunkt hat der Patient erkannt, dass das zwanghafte Bewegungsverhalten übertrieben oder unsinnig ist.

Kriterium A. + B. sind obligatorisch, Kriterium C. ist optional.

2.1.4 Störungsmodell des zwanghaften Bewegungsverhaltens

Lange Zeit wurde zwanghaftes Bewegungsverhalten ausschließlich als absichtlich eingesetztes Verhalten betrachtet, um Kalorien zu verbrennen und Gewicht oder Figur zu kontrollieren (Dalle Grave et al., 2008; Davis Katzman & Kirsh, 1999). In den letzten Jahren wurde zunehmend deutlich, dass diese Konzeptualisierung von zwanghafter Bewegung als ein weiteres gegensteuerndes Verhalten zu vereinfachend war (Meyer, Taranis, Goodwin & Haycraft, 2011; Meyer et al., 2008).

Ein erstes Störungsmodell stellten Meyer et al. (2011) vor, das vier zentrale aufrechtherhaltende Faktoren für zwanghaftes Bewegungsverhalten beinhaltet: 1. Figur- und Gewichtssorgen, 2. Perfektionismus und Rigidität, 3. Emotionsregulation, und 4. Zwanghaftigkeit.

Aufbauend auf diesem Modell schlagen die Autoren ein überarbeitetes Modell mit zugrundeliegenden Risiko- und aufrechterhaltenden Faktoren des zwanghaften Bewegungsverhaltens vor (vgl. Abb. 2). Zusätzlich zu den von Meyer et al. (2011) vorgeschlagenen Faktoren wurden neurobiologische Faktoren sowie die Lerngeschichte als mögliche zugrundeliegende Risikofaktoren einbezogen. „Zwanghaftigkeit" wurde als eigenständiger Faktor entfernt, da Zwanghaftigkeit und Emotionsregulation entsprechend der Konzeptualisierung von Meyer et al. (2011) klinisch stark überlappende Konstrukte darstellen: Während Zwanghaftigkeit dazu dient, Angst durch die Vermeidung gefürchteter negativer Konsequenzen zu lindern, dient die Emotionsregulation der Vermeidung „affektiver Entzugssymptome" (Meyer et al., 2011). Auf klinischer Ebene beziehen sich beide Faktoren auf die Vermeidung oder Linderung von Schuld, Angst und Depression. Eine Trennung dieser Faktoren erhöhte aus unserer Sicht die theoretische Komplexität, hatte aber nur eine begrenzte klinische Relevanz.

Persönlichkeitszüge

Seit Jahrzehnten ist bekannt, dass Hungern zu einer verstärkten Ausprägung prämorbid bestehender, zwanghafter Persönlichkeitszüge führt (Keys, Brozek, Haeuschel, Mickelson & Taylor, 1950; Pollice, Kaye, Greeno & Weltzin, 1997). Mehrere Querschnittsstudien fanden auch einen Zusammenhang zwischen zwanghaften Persönlichkeitszügen, d.h. Obsessivität, Perfektionismus, Persistenz und Rigidität sowie zwanghaftem Bewegungsverhalten bei Patienten mit AN (Davis & Kaptein, 2006; Davis, Kaptein, Kaplan, Olmsted & Woodside, 1998; Shroff et al., 2006). Naylor, Mountford und Brown (2011) zeigten, dass ein hohes Verantwortungsgefühl, eine geringe Unsicherheitstoleranz und ein starkes Bedürfnis nach Kontrolle der eigenen Gedanken – ebenfalls Merkmale einer zwanghaften Persönlichkeitsstruktur –, signifikant mit dysfunktionalen Annahmen über Bewegung assoziiert sind. Wie von Young, Rhodes, Touyz und Hay (2013) zusammengefasst, verwendeten fast alle diese Studien Querschnittsdesigns, die keine kausalen Rückschlüsse zulassen. Davis und Kaptein (2006) führten jedoch eine Längsschnittstudie mit Patienten mit AN und zwanghaftem Bewegungserhalten durch, die zeigte, dass zwanghafte Persönlichkeitszüge während der Gewichtszunahme persistierten. Sie folgerten, dass zwanghafte Persönlichkeitszüge eine kausale Rolle bei der Entwicklung von zwanghaftem Bewegungsverhalten spielen könnten. Bzgl. ängstlicher Persönlichkeitszüge fanden Shroff et al. (2006) in einer Querschnittsstudie höhere Werte bei Patienten mit AN und zwanghaftem Bewegungsverhalten.

Neurobiologie

Bei akuter Anorexie kann ein erniedrigter Leptinspiegel einen wichtigen neurobiologischen Faktor für zwanghaftes Bewegungsverhalten darstellen: Bei län-

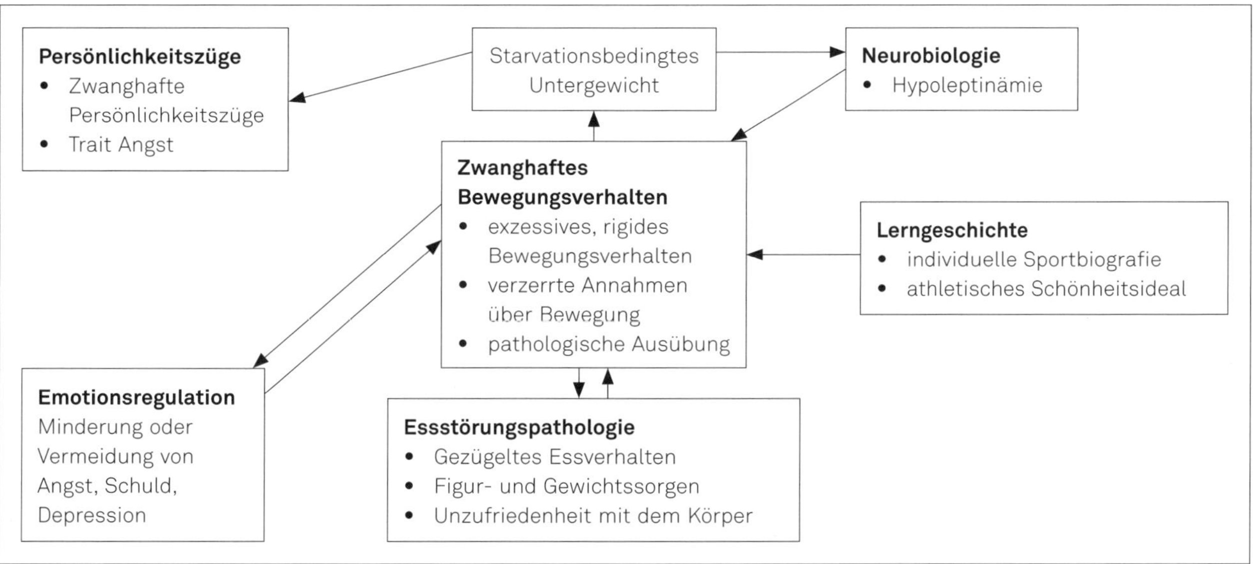

Abbildung 2: Störungsmodell des zwanghaften Bewegungsverhaltens (eigenes Modell)

gerfristig eingeschränkter Energiezufuhr und negativer Energiebilanz nimmt die Fettmasse ab und die zirkulierenden Leptinspiegel fallen unter einen kritischen Schwellenwert. Die daraus resultierende Hypoleptinämie stellt einen wichtigen endokrinen Auslöser für komplexe neuronale, hormonelle, metabolische und behaviorale Anpassungsprozesse dar, um die Überlebenswahrscheinlichkeit zu erhöhen (Hebebrand et al., 2019).

Tierexperimentell konnte gezeigt werden, dass Ratten durch eingeschränkte Nahrungszufuhr innerhalb einer Woche ein massiv gesteigertes Bewegungsverhalten entwickelten, welches durch Leptin-Applikation verhindert bzw. rückgängig gemacht werden konnte (Exner et al., 2000; Hebebrand et al., 2003). Dies bestätigte die Hypothese, dass das gesteigerte Bewegungsverhalten durch die Abnahme der Leptin-Sekretion bei Ratten mit eingeschränkter Nahrungszufuhr ausgelöst wurde. Diese Studien wurden u. a. dahingehend interpretiert, dass bei Nahrungsmangel ein gesteigerter Bewegungsdrang entsteht, um sich vermehrt auf die überlebenswichtige Nahrungssuche zu begeben (Hebebrand et al., 2003).

Auch bei Patienten mit Anorexie konnte ein Zusammenhang zwischen starvationsbedingter Hypoleptinämie und gesteigertem Bewegungsverhalten wiederholt nachgewiesen werden (Ehrlich et al., 2009; Hebebrand et al., 2003, 2007; Holtkamp et al., 2003, 2006). Klinische Beobachtungenzeigen zudem, dass bei einigen Patienten das gesteigerte Bewegungsverhalten mit Gewichtszunahme und Ansteigen des Leptinspiegels spontan nachlässt oder ganz sistiert (Exner et al., 2000; Holtkamp et al., 2003).

Die tierexperimentellen Beobachtungen haben bislang leider noch keinen praktischen Nutzen für die Therapie, allerdings gibt es mittlerweile erste Pilotstudien mit Metreleptin (Milos et al. 2020), einem rekombinierten menschlichen Leptin, welches subkutan für 14 Tage bei einzelnen Patientinnen mit Anorexia nervosa und starker Hyperaktivität appliziert wurde. Bei drei dieser Patientinnen kam es zu einem Rückgang der Aktivität, sowie der zwanghaften gedanklichen Einengung auf Nahrung sowie der inneren Unruhe und der Gewichtsphobie. Die Leptin Therapie hatte überraschenderweise auch einen Einfluss auf die Depressivität, die sich bei allen drei Patienten besserte. Kontrollierte Studien mit Leptin, welches als off-label Behandlung angewendet wurde (Zulassung nur für eine seltene erblich bedingte, generalisierte Lipodystrophie), liegen noch nicht vor, wären aber von großem Interesse.

Lerngeschichte

Methodisch fundierte Forschung zum Beitrag der individuellen Sportbiographie der Patienten, einschließlich des Modells der Eltern/Peer-Group, und bestehender Schönheitsideale, ist spärlich. Die Relevanz dieses Faktors beruht somit hauptsächlich auf klinischer Erfahrung. In einer Studie von Davis et al. (1997) berichteten 56 % aller Patienten mit AN, dass regelmäßige Bewegung ihrer Essstörung vorausging; 50 % berichteten, dass sie in ihrer Kindheit „körperlich aktiver“ waren als andere Kinder in ihrem Alter. Dementsprechend spekulierten die Autoren, dass ein prämorbid erhöhtes Maß an körperlicher Aktivität einen Risikofaktor für die Entwicklung von zwanghafter Bewegung darstellen könnte. Hebebrand et al. (2019) berichteten aufgrund ihrer klinischen Erfahrung, dass Patienten mit AN, die vor dem Ausbruch der Erkrankung Leistungssport betrieben hatten, häufig schon früh im Verlauf der AN ein ausgeprägtes zwanghaftes Bewegungsverhalten entwickelten. Nach aktuellem Kenntnisstand der Autoren gibt es keine Forschung zur Rolle des Modells von Eltern/Peer-Group bei der Entwicklung von zwanghaftem Bewegungsverhalten. Entsprechend unserer klinischen Erfahrung geben Eltern von jugendlichen Patienten jedoch regelmäßig an, dass Sportlichkeit in ihrer Familie eine große Rolle spielt und/oder dass sie selbst Leistungssport betreiben. In Bezug auf Schönheitsideale zeigten Bell, Donovan und Ramme (2016) in einer Querschnittsstudie, dass ein athletisches Schönheitsideal einen Prädiktor für Essstörungen und zwanghafte Bewegung darstellt.

Essstörungspathologie

Verschiedene Querschnittsstudien haben gezeigt, dass ein höheres Maß an gezügeltem Essverhalten, Figur- und Gewichtssorgen (Bewell-Weiss & Carter, 2010; Dalle Grave, Calugi & Marchesini, 2008; Holtkamp, Hebebrand & Herpertz-Dahlmann, 2004; Mond et al., 2009) und Unzufriedenheit mit dem Körper (Solenberger, 2001) mit zwanghafter Bewegung assoziiert sind. Es wird angenommen, dass sich die Essstörungspathologie und die zwanghafte Bewegung bei anfälligen Personen gegenseitig verstärken (Meyer et al., 2011): Figur- und Gewichtssorgen fördern eine erhöhtes Bewegungspensum. Die resultierende Gewichtsabnahme oder die verbesserte Figur führen häufig zunächst zu einer positiven sozialen Verstärkung, was zu einer verstärkten Fokussierung auf eine weitere Gewichtsabnahme führen kann.

Emotionsregulation

Mehrere Querschnittsstudien ergaben, dass zwanghafte Bewegung als Emotionsregulationsstrategie dient: Bei der Exploration der Gründe für zwanghafte Bewegung stellte die Vermeidung und/oder Milderung dysphorer Stimmungszustände einen wichtigen aufrechterhaltenden Faktor dar (Bratland-Sanda et al., 2010a, 2010b; Long et al., 1993; Noetel et al., 2016). Hinsichtlich spezifischer Emotionen zeigten sowohl Penas-Lledo et al. (2002) als auch Holtkamp et al. (2004) eine positive Korrelation zwischen der Stärke von Angst und dem Ausmaß von zwanghaftem Bewegungsverhalten. Die anxiolytischen Eigenschaften von körperlicher Aktivität sind belegt (Cox, Thomas, Hinton & Donahue, 2004). Mond und Calogero (2009) fanden heraus, dass zwanghafte Bewegung mit intensiven Schuldgefühlen verbunden ist. Patienten mit AN und zwanghaftem Bewegungsverhalten zeigen auch auf Depressionsskalen hohe Werte (Bewell-Weiss & Carter, 2010; Penas-Lledo et al., 2002). Zwanghaftes Bewegungsverhalten lindert diese unangenehmen Emotionen, was dessen Einsatz zur Emotionsregulation negativ verstärkt (Meyer et al., 2011).

Der relative Beitrag dieser individuellen Faktoren könnte sich im Verlauf der Erkrankung ändern (Holtkamp et al., 2004). Anfangs könnte zwanghafte Bewegung u.a. aufgrund von Figur- und Gewichtssorgen ausgeübt werden (Exner et al., 2000). Im weiteren Krankheitsverlauf könnte das zwanghafte Bewegungsverhalten bei stark untergewichtigen Patienten primär neurobiologisch durch eine Hypoleptinämie bedingt sein (Exner et al., 2000). Bei chronischen Krankheitsverläufen könnte zwanghafte Bewegung zum gewohnheitsmäßigen oder primären Mittel zur Emotionsregulation werden (Meyer et al., 2011).

Die Validität dieses Modells ist aufgrund des Querschnittscharakters der meisten Studien begrenzt. Dies schließt Schlussfolgerungen über die zeitliche Reihenfolge und Kausalität der skizzierten Zusammenhänge aus.

2.1.5 Formen und Charakteristika des zwanghaften Bewegungsverhaltens

Formen des zwanghaften Bewegungsverhaltens

Entsprechend der klinischen Erfahrung der Autoren hat sich gezeigt, dass zwischen drei Formen des zwanghaften Bewegungsverhaltens unterschieden werden kann: exzessives Sporttreiben, Intensivierung von Alltagsaktivitäten und Bewegungsunruhe. Diese Unterscheidung wird auch von Befunden aus der Forschung unterstützt.

Exzessives Sporttreiben. (Bratland-Sanda et al., 2010b; Gümmer et al., 2015; Schlegel, Hafner, Hartmann, Fuchs & Zeeck, 2012)

Hierunter wird intensive körperliche Aktivität verstanden, die häufig über mehrere Stunden täglich ausgeübt wird. Da dies eine ausreichende körperliche Konstitution voraussetzt, wird diese Form des zwanghaften Bewegungsverhaltens v.a. von Patienten mit Bulimie oder Anorexie ohne massives Untergewicht ausgeübt. Exzessives Sporttreiben zeigt sich durch ein meist ritualisiertes, intensives Sportpensum mit z.B.:

- mehreren Besuchen von Fitnessstudios pro Woche,
- täglichen Workouts, die zuhause durchgeführt werden,
- täglichem Joggen, Schwimmen und
- konsequentem Wählen der anstrengendsten Form einer Sportart, wie z.B. Power Yoga anstatt Hatha Yoga.

Intensivierung von Alltagsaktivitäten. (Beumont et al., 1994; Gümmer et al., 2015; Schlegel et al., 2012)

Diese Form des zwanghaften Bewegungsverhaltens wird häufig von Patienten mit Anorexie eingesetzt, die zu „echtem Sport" körperlich nicht mehr in der Lage sind, oder von Patienten mit Bulimie, deren tägliches Sportpensum subjektiv als immer noch nicht ausreichend betrachtet wird. Hierunter wird z.B. verstanden, dass Betroffene

- alle Wege zu Fuß gehen, anstatt die öffentlichen Verkehrsmittel zu benutzen,
- freiwillig sehr viel Zeit mit anstrengender Hausarbeit verbringen, wie Fenster oder Bad putzen,
- immer die Treppe benutzen, anstatt Aufzug zu fahren,
- auch innerhalb ihrer Wohnung ständig auf den Beinen sind und Dinge im Stehen oder Gehen tun, die Nicht-Betroffene im Sitzen verrichten, wie TV schauen, Musik hören, lesen, telefonieren, Hausaufgaben/Büroarbeit erledigen,
- ständig mit dem Hund oder mit den eigenen Kindern spazieren gehen.

Bewegungsunruhe. (Beumont et al., 1994; Holtkamp et al., 2006; Schlegel et al., 2012)

Diese Form des zwanghaften Bewegungsverhaltens ist häufig bereits durch eine aufmerksame Verhaltensbeobachtung der Patienten zu bemerken. Die Betroffenen

- sitzen z.B. durchgängig auffällig aufrecht und angespannt auf der Stuhlkante,

- haben häufig die Füße nicht vollständig auf dem Fußboden aufgestellt,
- wippen unablässig mit den Beinen,
- sitzen nie wirklich still,
- sind immer auf den Beinen, wirken innerlich „getrieben".

Auf Nachfrage geben Betroffene häufig an,
- dass sie eine ausgeprägte innere Unruhe verspüren und es ihnen schwerfällt, still zu sitzen,
- dass sie ständig ihre Bauch- und/oder Beinmuskulatur anspannen.

Es wird angenommen, dass diese Form des zwanghaften Bewegungsverhaltens v.a. bei Patienten mit akuter Anorexie vorkommt und hier die bereits beschriebene starvationsbedingte Hypoleptinämie einen entscheidenden neurobiologischen Faktor darstellt (Exner et al., 2000).

Charakteristika des zwanghaften Bewegungsverhaltens

Charakteristisch für die Ausübung des zwanghaften Bewegungsverhalten ist, dass
- die betroffenen Patienten einen schwer kontrollierbaren Drang danach verspüren,
- die Bewegung alleine - häufig heimlich - nach streng einzuhaltenden Regeln ausgeübt wird,
- die Bewegung auch bei Krankheit oder Verletzung ausgeübt wird,
- die Ausübung die Alltagsbewältigung und soziale Aktivitäten beeinträchtigt,
- die Betroffenen oft unter der Bewegung leiden bzw. sie keine Freude mehr daran empfinden.

2.2 Erfassungsmethoden

2.2.1 Verhaltensbeobachtung und körperliche Auffälligkeiten

Einen ersten Anhaltspunkt bietet häufig bereits die Beobachtung des Patienten:
- Steht der Patient grundsätzlich im Wartebereich?
- Trifft man den Patienten häufig auf den Fluren der Klinik?
- Trägt der Patient zu den Sitzungen immer Turnschuhe?
- Kann Bewegungsunruhe (vgl. Kap. 2.1.5) beobachtet werden?

Im Rahmen einer körperlichen Untersuchung können folgende Auffälligkeiten Hinweise auf zwanghaftes Bewegungsverhalten liefern:
- im Vergleich zum restlichen Körperbau auffällig muskulöse Oberschenkel und/oder Waden,
- auffällig viel Hornhaut an den Fersen,
- offene Stellen oder Vernarbungen am Rücken,
- Erfrierungserscheinungen im Winter oder Sonnenbrand im Sommer.

2.2.2 Qualitative Erhebung

Exploration des zwanghaften Bewegungsverhaltens

Folgende Fragen haben sich als hilfreich erwiesen, um zwanghaftes Bewegungsverhalten zu explorieren:
- „Wie sieht Ihr typisches Sportpensum in einer Woche aus? Macht Ihnen der Sport Spaß?"

> **Cave!**
>
> Leistungssportler geben hier aufgrund der häufigen Trainings- und Wettkampfzeiten ein deutlich erhöhtes Pensum an.

- „Machen Sie zuhause Workouts?"
- „Wie häufig gehen Sie spazieren?"

> **Cave!**
>
> Alter der Patienten berücksichtigen: Während spazieren gehen für einen Erwachsenen eine durchaus „normale" Beschäftigung ist, ist regelmäßiges Spazierengehen für einen Jugendlichen untypisch. Ebenso hat es sich als sinnvoll erwiesen, nachzufragen, ob der Patient ein Haustier hat. Unserer Erfahrung nach besitzen auffällig viele der betroffenen Patienten einen Hund, dessen Auslauf sie nicht zu ihrem täglichen Pensum rechnen.

- „Hat sich Ihr Alltagsverhalten verändert, d.h. nehmen Sie das Rad anstatt den Bus zur Schule/Arbeit, arbeiten Sie vermehrt im Haushalt, gehen Sie vermehrt shoppen?"
- „Stehen/Bewegen Sie sich vermehrt?"

> **Cave!**
>
> Beruf des Patienten berücksichtigen: Während es z.B. für einen Patienten mit Bürotätigkeit unauffällig wäre, wenn er mehrmals pro Woche nach der Arbeit noch ins Fitnessstudio geht, wäre dies bei einem Patienten, der den ganzen Tag körperlich arbeitet, auffällig.

- „Wippen Sie häufig mit den Beinen? Erleben Sie den Sport/die Bewegung als ‚Pflicht' bzw. ‚müssen' Sie sich bewegen?"
- „Warum bewegen Sie sich/machen Sie Sport?"

Cave!

Bei Patienten mit komorbider Borderline-Persönlichkeitsstörung (BPS) oder Patienten mit Aufmerksamkeitsdefizit-/Hyperaktivitätsstörung (ADHS) nimmt Sport häufig eine zusätzliche Rolle ein: Patienten mit BPS nutzen kurze, intensive Sporteinheiten als Hochstressskill oder achten gezielt auf regelmäßige sportliche Betätigung, um ihre emotionale Stabilität zu erhöhen bzw. aggressive Impulse zu verringern. ADHS-Patienten setzen Sporteinheiten regelmäßig ein, um gerade nach langen Sitz-/Konzentrationsphasen Unruhe zu regulieren.

- „Spüren Sie aufgrund der vielen Bewegung negative Auswirkungen auf Ihre Lebensführung?"
- „Vernachlässigen Sie andere Menschen/Aktivitäten zugunsten der Bewegung?"
- „Leiden Sie unter Ihrem Bewegungsverhalten?"
- „Bewegen Sie sich auch dann, wenn Sie krank oder verletzt sind?"

Strukturierte Erfassung des zwanghaften Bewegungsverhaltens zu Forschungszwecken

Für die standardisierte Erfassung von zwanghaftem Bewegungsverhalten zu Forschungszwecken wurde von unserer Arbeitsgruppe ein klinisches Interview entwickelt (Dittmer et al., 2018). Das Interview findet sich im Anhang und auf der CD-ROM.

Deutschsprachige Fragebögen

Compulsive Exercise Test. Der Compulsive Exercise Test (CET; Taranis, Touyz & Meyer, 2011; Schlegl, Vierl, Dittmer, Rauh, Huber & Voderholzer, 2021) ist ein aus 24 Items bestehender Fragebogen, der von unserer Arbeitsgruppe ins Deutsche übersetzt wurde und aktuell validiert wird. Der CET erfasst zwanghaftes Bewegungsverhalten auf folgenden fünf Subskalen: Vermeidung und regelgeleitetes Verhalten, Bewegung zur Gewichtskontrolle, Stimmungsaufhellung, Fehlende Freude an der Bewegung und Rigidität der Bewegung. Es können sowohl Subskalenwerte als auch ein Gesamtscore gebildet werden.

Commitment to Exercise Scale. Die Commitment to Exercise Scale (CES; Davis, Brewer & Ratusny, 1993) stellt einen kurzen, aus acht Items bestehenden Fragebogen dar. Es liegt eine deutschsprachige Validierung von Zeeck und Kollegen (2017) vor und erfasst die obligatorischen und pathologischen Aspekte bei der Ausübung der Bewegung. Es wird empfohlen, nur einen Gesamtscore zu bilden.

2.2.3 Quantitative Erhebung

Akzelerometrie. Akzelerometrie wird als Goldstandard bei der Messung körperlicher Aktivität betrachtet, da sie eine objektive Messung von Frequenz, Intensität und Dauer von Bewegung ermöglicht (Gümmer et al., 2015). Aktometer werden entweder am Handgelenk oder am Knöchel getragen. Nachteil der Aktometer ist, dass sie entweder v.a. Bewegungen des Oberkörpers (bei Tragen am Handgelenk) oder des Unterkörpers (bei Tragen am Knöchel) erfassen.

2.2.4 Weitere Indikatoren

Creatinkinase (CK)-Wert. Der CK stellt einen wichtigen enzymatischen Marker für das Ausmaß von Muskelschäden (Rhabdomyolyse) dar, die auch durch zwanghaftes Bewegungsverhalten bei Patienten mit Essstörungen verursacht werden können. In Einzelfallberichten wurde von Werten über 20.000 U/L berichtet (Walder & Baumann, 2008). Erhöhte CK-Werte können im Rahmen von Blutuntersuchungen festgestellt werden.

2.3 Therapeutische Ansätze gegen zwanghaftes Bewegungsverhalten

2.3.1 Pharmakotherapeutische Ansätze

Bei psychotherapeutisch nicht beherrschbarem, ausgeprägtem zwanghaften Bewegungsverhalten kann entsprechen der S3-Leitlinie „Diagnostik und Therapie der Essstörungen" bei Patienten mit Anorexie eine Off-label-Medikation mit Olanzapin erwogen werden (Arbeitsgemeinschaft der wissenschaftlichen medizinischen Fachgesellschaften [AWMF], 2018).

Behandlungsziele sind eine bessere Distanzierung von essstörungsspezifischen Kognitionen, da diese als weniger aufdringlich wahrgenommen werden, sowie eine Dämpfung des Bewegungsdrangs. Eine aktuelle Studie von Attia und Kollegen (2019) zeigte, dass Patienten unter Olanzapin signifikant geringere Schwierigkeiten hatten, still zu sitzen, als Patienten ohne Olanzapin. Klinische Studien zur Anwendung von Leptin als Medikation stehen nach aktuellem Kenntnisstand der Autoren trotz entsprechender Forderungen bisher aus (Hebebrand et al., 2012, 2019).

2.3.2 Verhaltenstherapeutische Ansätze

Operante Konditionierung und Reaktionsverhinderung gehörten zu den ersten therapeutischen Ansätzen, die gegen zwanghaftes Bewegungsverhalten beschrieben wurden (Agras & Werne, 1978; Mavissakalian, 1982; Touyz, Beumont, Glaun, Phillips & Cowie, 1984). Mehr Bewegung als Verstärker für Gewichtszunahme bei Anorexie-Patienten einzusetzen, trägt aus Sicht der Autoren allerdings dazu bei, dass sich die ohnehin hohe Bedeutung von Bewegung für betroffene Patienten weiter verstärkt. Außerdem ist dieses Vorgehen nicht bei normalgewichtigen Bulimie-Patienten einsetzbar. Beim Einsatz von mündlichen Bewegungsvereinbarungen oder schriftlichen Bewegungsverträgen sollte also darauf geachtet werden, eine Einschränkung der Bewegung bzw. die Erlaubnis für mehr Bewegung mit den gesundheitlichen Aspekten oder mit der (Un-)Kontrollierbarkeit des Verhaltens zu begründen.

Reaktionsverhinderung durch beobachtete Ruhezeiten nach den Mahlzeiten ist sicherlich sinnvoll, um nicht nur zwanghaftes Bewegungsverhalten, sondern auch anderes kompensatorisches Verhalten wie selbstinduziertes Erbrechen zu verhindern.

Kognitiv-verhaltenstherapeutische Ansätze

Die compuLsive Exercise Activity TheraPy (LEAP; Hay et al., 2018; Taranis et al., 2011) wurde als kognitiv-verhaltenstherapeutischer Therapieansatz gegen zwanghaftes Bewegungsverhalten für das ambulante Setting entwickelt. Das aus acht Einheiten (à 60 Min.) bestehende kognitiv-verhaltenstherapeutische Programm besteht aus folgenden Kernelementen:

- Psychoedukation,
- Verhaltensexperimente,
- kognitive Fertigkeiten,
- alternative Strategien zur Emotionsregulation und
- Rückfallprophylaxe.

2.3.3 Sporttherapeutische Ansätze

Das Freiburger Sporttherapie Programm (Schlegel, Hafner, Hartmann, Fuchs & Zeeck, 2012; Schlegel, Hartmann, Fuchs & Zeeck, 2015; Zeeck, Schlegel, Jagau, Lahmann & Hartmann, 2020) stellt einen sporttherapeutischen Therapieansatz gegen zwanghaftes Bewegungsverhalten für ambulante Essstörungspatienten dar. Das Programm besteht aus zwölf Einheiten (à 120 Min.), die sich in die fünf Module gliedern:

- Kennenlernen (A),
- Reflexion des eigenen Sport- und Bewegungsverhaltens und Vermittlung gesunden Sport- und Bewegungsverhaltens (B),
- Auseinandersetzung mit hoher Leistungsorientierung im Sport (C),
- Ausprobieren neuer Sportarten und Integration von gesundem Sport- und Bewegungsverhalten in den Alltag (D) und
- abschließende Reflexion (E).

Der Hauptteil der Einheiten besteht aus „körperlicher bis hin zu sportlicher Aktivität" und wird von einer Einführung in die Thematik und abschließender Reflexion eingerahmt.

2.3.4 Ein integrativer Ansatz: Aufbau eines gesunden Bewegungsverhaltens (AGB)

An der Schön Klinik Roseneck entwickelte eine interdisziplinäre Arbeitsgruppe bestehend aus erfahrenen Ärzten, Psychologen und Sportwissenschaftlern das Gruppentherapiemanual „**A**ufbau eines **g**esunden **B**ewegungsverhaltens (AGB)", das sport- und bewegungstherapeutische Elemente in einen kognitiv-verhaltenstherapeutischen Therapieansatz integriert und die Grundlage für das vorliegende Manual darstellt.

Die Ziele von AGB sollten den Empfehlungen der S3-Leitlinie „Diagnostik und Therapie der Essstörungen" (AWMF, 2018; Zeeck, Herpertz & Deutsche Gesellschaft für Essstörungen e. V., 2010) entsprechen:

- Reduktion der Bewegung auf ein dem aktuellen körperlichen Zustand angemessenes Maß,
- Reduktion der zwanghaften, ritualisierte Ausübung der Bewegung sowie
- Wiederentdecken und Erleben von Motiven wie Freude, Spaß, Entspannung und Gemeinschaftserleben bei Bewegung.

Im Folgenden soll das Therapierational für die Elemente von AGB vorgestellt werden.

Kognitiv-verhaltenstherapeutische Elemente von AGB

Psychoedukation. Eine ausführliche Aufklärung über die Symptome, Konsequenzen und Behandlung von zwanghaftem Bewegungsverhalten stellt ein transparentes therapeutisches Vorgehen sicher, fördert das Krankheitsverständnis und erhöht die Veränderungsbereitschaft (Bratland-Sanda et al., 2010b; Hay et al., 2018; Hechler, Beumont, Touyz, Marks & Vocks, 2005; Noetel et al., 2017; Schlegel et al., 2012; Taranis, Touyz, La Puma & Meyer, 2011). Die zusätzliche Erarbeitung konkreter Unterscheidungsmerkmale zwischen gesundem und zwanghaftem Bewegungsverhalten stellt eine Grundlage für das Wiedererlernen eines gesunden Sport- und Bewegungsverhaltens dar.

Verhaltensanalysen und kognitive Umstrukturierung. Durch Verhaltensanalysen wird das Verständnis für das eigene Problemverhalten erhöht. Zugrundeliegende Figur- und Gewichtssorgen, problematische Schönheitsideale oder verzerrte Annahmen über Bewegung können über kognitive Umstrukturierung hinterfragt und modifiziert werden (Hay et al., 2018; Hechler et al., 2005; Taranis et al., 2011).

Expositionen mit Reaktionsmanagement. Durch Expositionen wird die zwanghaft-ritualisierte Ausübung des Bewegungverhaltens reduziert, funktionale Emotionsregulation gefördert und eine Realitätsüberprüfung bzgl. verzerrter Annahmen über Bewegung ermöglicht (Long & Hollin, 1995; Steinglass et al., 2011; Treasure, Cardi & Kan, 2012). Expositionen gelten als Methode der Wahl zur Behandlung von Zwangserkrankungen (March, Frances & Carpenter, 1997). Neuere Empfehlungen für die allgemeine Therapie von Essstörungen legen auch einen besonderen Fokus auf Expositionen (Steinglass et al., 2011; Treasure, Cardi & Kan, 2012), was die Integration von Expositionen in einen therapeutischen Ansatz für zwanghaftes Bewegungsverhalten bei Essstörungen zusätzlich unterstützt.

Alternative Strategien zur Emotionsregulation. Es ist bekannt, dass Essstörungspatienten im Vergleich zu gesunden Personen ein stärkeres Ausmaß emotionaler Intensität erleben, größere Schwierigkeiten bei der Akzeptanz und Regulation von Emotionen haben und häufiger auf dysfunktionale Emotionsregulationsstrategien zurückgreifen (Svaldi, Griepenstroh, Tuschen-Caffier & Ehring, 2012). Zwanghaftes Bewegungsverhalten kann ähnlich wie Hungern oder bulimische Verhaltensweisen als dysfunktionale Emotionsregulationsstrategie betrachtet werden (Bratland-Sanda et al., 2010a; Fairburn, Cooper & Shafran, 2003; Meyer et al., 2011; Penas-Lledo et al., 2002). Deshalb sollten funktionale, längerfristig wirksame Emotionsregulationsstrategien vermittelt werden (Hay et al., 2018; Noetel et al., 2017; Taranis et al., 2011).

Bewegungstherapeutische Elemente von AGB

Übungen zur Körperwahrnehmung. Übungen zur Körperwahrnehmung unterstützen die Etablierung eines weniger rigiden Bewegungsverhaltens, indem körperliche Belastungsgrenzen wieder besser gespürt und anerkannt werden können und die pathologische Ausübung der Bewegung verdeutlicht wird (Beumont et al., 1994; Calogero & Pedrotty, 2004; Noetel et al., 2017; Schlegel et al., 2012). Gleichzeitig soll ein wertschätzender Umgang mit dem eigenen Körper gefördert werden.

Entspannungstechniken. Durch die Vermittlung von Entspannungstechniken aus Yoga und Qi Gong wird der Stressabbau unterstützt sowie das körperliche Wohlbefinden gefördert (Beumont et al., 1994; Hechler et al., 2005).

„Körper-Skills". Um Patienten effektive Strategien zu vermitteln, um mit Hochstress-Situationen besser umgehen zu können, werden auch körperorientierte Hochstress-Skills eingeübt (Noetel et al., 2017).

Interaktive, Freude bringende körperliche Aktivitäten. Zwanghaftes Bewegungsverhalten wird meist alleine unter hoher Anspannung ausgeübt. Die Freude an der Bewegung tritt immer mehr in den Hintergrund. Daher ist es zentral, dass Patienten wieder Spaß, Gemeinschaft und Entspannung bei körperlicher Aktivität erfahren (Beumont et al., 1994; Noetel et al., 2017; Schlegel et al., 2012). In diesem Zusammenhang sollten die Patienten auch wieder zu einer gesunden Ausübung körperlicher Aktivitäten (z. B. regelmäßige Pausen, Erholung bei Krankheit, Abwechslung, Flexibilität) angeleitet werden.

Dieser integrative Ansatz wird auch durch eine internationale Delphi-Studie über zwanghaftes Bewegungsverhalten von Noetel und Kollegen (2017) unterstützt: Eine internationale Gruppe ausgewiesener Essstörungsexperten empfahl, Psychoedukation über (un)gesunde Bewegung, das Erlernen funktionaler Emotionsregulationsstrategien, die Identifikation von Risikosituationen, das Durchführen von Verhaltensanalysen sowie das schrittweise Wiedererlernen eines gesunden Bewegungsverhaltens unter therapeutischer Anleitung – alles Kernelemente von AGB – als wichtige Behandlungselemente einzusetzen.

Kapitel 3

Wissenschaftliche Evaluation des Therapieprogramms AGB

3.1 Pilotstudie an der Schön Klinik Roseneck

Um die Machbarkeit und Akzeptanz des vorliegenden Therapiemanuals „Aufbau eines gesunden Bewegungsverhaltens (AGB)“ als Zusatzmodul zur stationären Routinebehandlung zu evaluieren, führten die Autoren eine Pilotstudie mit 32 jugendlichen und erwachsenen Patientinnen mit Essstörung durch (Dittmer et al., 2018). Um vorläufige Effektstärken der Intervention schätzen zu können, sollten auch Prä-post-Daten erhoben werden.

Die Implementierung von AGB in das stationäre Setting erwies sich als machbar, die Rekrutierungs- und Retentionsraten waren gut. In qualitativen Interviews berichteten die Patienten über eine hohe Zufriedenheit sowohl mit der Struktur als auch mit den in AGB behandelten Themen. Alle Patienten gaben an, dass sie die Teilnahme an AGB anderen Patienten empfehlen würden, was auf eine sehr hohe Akzeptanz des Behandlungsprotokolls hindeutet. Vorläufige Effektstärken bezüglich des Schweregrades des zwanghaften Bewegungsverhaltens, der Gewichtszunahme, der Essstörungs- und der allgemeinen Psychopathologie sowie der Emotionsregulation waren vielversprechend. Da bei diesen Messinstrumenten jedoch auch Verbesserungen im Rahmen der stationären Routinebehandlung zu erwarten waren, mussten diese Ergebnisse mit Vorsicht interpretiert werden.

3.2 Randomisiert-kontrollierte Studie an der Schön Klinik Roseneck

Basierend auf den Ergebnissen der Pilotstudie führten die Autoren eine randomisiert-kontrollierte Studie zur Überprüfung der Wirksamkeit von AGB als Zusatzmodul zur stationären Routinebehandlung zur Reduktion von zwanghaftem Bewegungsverhalten durch (Dittmer et al., 2020). 207 jugendliche und erwachsene Patientinnen mit (atypischer) Anorexia nervosa wurden randomisiert der stationären Routinebehandlung (TAU) oder einer zusätzlichen Teilnahme an AGB (TAU + AGB) zugewiesen. Die Datenerhebung erfolgte bei der Aufnahme, vor der Intervention, nach der Intervention, bei der Entlassung und als 6-Monats-Katamnese. Primärer Endpunkt war der Schweregrad des zwanghaften Bewegungsverhaltens, erhoben anhand der Commitment to Exercise Scale (CES; Davis, Brewer & Ratusny, 1993) vor und nach der Intervention; sekundäre Ergebnisse waren zusätzliche Aspekte des zwanghaften Bewegungsverhaltens, erfasst mit dem Compulsive Exercise Test (CET; Taranis, Touyz & Meyer, 2011; Schlegl et al., 2021), Gewichtszunahme, Essstörungs- und allgemeine Psychopathologie sowie Emotionsregulation. In Intention-to-treat-Analysen für den primären Endpunkt zeigte die TAU + AGB-Gruppe im Vergleich zur TAU-Gruppe eine signifikant stärkere Reduktion des Schweregrades der zwanghaften Bewegung. Auch von Aufnahme zur Entlassung und von Aufnahme zur 6-Monats-Katamnese ließen sich signifikant stärkere Reduktionen in der TAU + AGB-Gruppe im Vergleich zur TAU-Gruppe nachweisen. Hinsichtlich der sekundären Ergebnisse zeigten sich signifikante Gruppenunterschiede vor und nach der Intervention bei zusätzlichen Aspekten des zwanghaften Bewegungsverhaltens. Gruppenunterschiede in Bezug auf Gewichtszunahme, Essstörungs- und allgemeine Psychopathologie sowie Emotionsregulation waren nicht signifikant. Die Ergebnisse der Studie zeigten, dass AGB einen wirksamen Therapieansatz zur Reduktion des zwanghaften Bewegungsverhaltens als Zusatzmodul bei Patientinnen mit Anorexia nervosa zur stationären Routinebehandlung darstellt.

3.3 Offene Forschungsfragen

Bisher wurde AGB nur im vollstationären Setting an Patientinnen mit Anorexia nervosa evaluiert. Zukünftige Studien sollten die Wirksamkeit von AGB im ambulanten und/oder tagesklinischen Setting untersuchen. Da AGB auch als offene Gruppe durchgeführt werden kann, sollten Akzeptanz, Machbarkeit und Wirksamkeit von AGB in einem offenen Gruppensetting ebenfalls überprüft werden.

Wünschenswert sind auch Untersuchungen zur Wirksamkeit von AGB bei Patienten mit Bulimie und männlichen Patienten. Bei diesen Patienten wird die emotionsregulierende Funktion der zwanghaften Bewegung als zentraler aufrechterhaltender Faktor angesehen (Bratland-Sanda et al., 2011; Murray, Griffiths, Rieger & Touyz, 2014), sodass überprüft werden müsste, inwieweit AGB in seiner aktuellen Form für diese Patienten geeignet ist.

Ebenfalls offen ist, welche Elemente für die einzelnen Subgruppen der Patienten besonders relevant sind: Es wäre beispielsweise anzunehmen, dass Patienten mit Anorexia nervosa vom restriktiven Subtyp besonders vom Hinterfragen dysfunktionaler Annahmen zu Bewegung profitieren, während Patienten mit Bulimia nervosa v.a. das Erlernen funktionaler Emotionsregulationsstrategien als hilfreich erleben könnten. Studienergebnisse bzgl. dieser Fragestellung wären insbesondere dann von Bedeutung, wenn nur einzelne Elemente von AGB eingesetzt werden sollen.

In den letzten Jahren haben auch Untersuchungen zu Nebenwirkungen, einer Verschlechterung der Symptomatik durch eine Intervention sowie zu langfristigen Erfolgen therapeutischer Interventionen erheblich an Bedeutung gewonnen (Guidi et al., 2018), sodass diese Faktoren auch für AGB untersucht werden sollten. Zuletzt ist eine Erhebung der Veränderung des Umfangs der körperlichen Aktivität (erfasst durch Akzelerometrie) durch Teilname an AGB noch ausstehend.

Kapitel 4
Therapeutisches Vorgehen

4.1 Allgemeine Hinweise zum therapeutischen Vorgehen

Das Programm „Aufbau eines gesunden Bewegungsverhaltens (AGB)“ ist als ergänzendes Element eines umfassenden therapeutischen Konzepts zur Essstörungsbehandlung konzipiert. Auch wenn in AGB essstörungsspezifische Themen wie gewichtsphobische Ängste, Schwierigkeiten bei Körperakzeptanz und dysfunktionale Emotionsregulation bearbeitet werden, geschieht dies vorrangig mit dem Ziel der Reduktion des zwanghaften Bewegungsverhaltens.

AGB ist so aufgebaut, dass ab der ersten Therapieeinheit an einer Reduktion des zwanghaften Bewegungsverhaltens gearbeitet wird. Für Patienten mit ambivalenter Therapiemotivation kann es deshalb hilfreich sein, vor dem Beginn gezielt gemeinsam an einer ausreichenden Therapiemotivation zu arbeiten. Wir empfehlen, die Teilnahme an AGB in den Einzelsitzungen immer wieder zu thematisieren und auch in AGB aufkommende Themen in den Einzelsitzungen vertieft zu bearbeiten.

4.2 Therapeutisches Setting

Das Therapiemanual wurde als symptomorientierte Gruppentherapie für das stationäre Setting entwickelt. Es kann jedoch genauso als ambulante Gruppentherapie durchgeführt werden. Ein Großteil der Inhalte kann auch im psychotherapeutischen oder bewegungstherapeutischen Einzelsetting eingesetzt werden.

AGB ist ursprünglich als geschlossene Gruppe konzipiert, die an acht aufeinanderfolgenden Terminen à 100 Minuten stattfindet. Die Therapieeinheiten bauen inhaltlich aufeinander auf, jedoch können auch problemlos nur einzelne Elemente des Manuals verwendet werden.

Im stationären Setting bietet es sich aufgrund des interdisziplinären Charakters an, dass AGB von einem Arzt oder Psychologen und einem Bewegungstherapeuten gemeinsam geleitet wird. Die bewegungstherapeutischen Elemente sind aufgrund der ausführlichen Anleitung für Psychotherapeuten jedoch gut zu erlernen. Hilfreich sind dabei Grundkenntnisse in Trainings- und Bewegungslehre. Die psychotherapeutischen Elemente werden im Folgenden ebenfalls so ausführlich erläutert, dass diese auch von Bewegungstherapeuten mit psychotherapeutischer Grunderfahrung angewandt werden können.

AGB sollte in einem ausreichend großen Raum stattfinden, der die Durchführung der bewegungstherapeutischen Elemente erlaubt.

4.3 Indikationen und Kontraindikationen

Indikationen

- Unangemessenes Ausmaß der Bewegung: Der aktuelle Bewegungsumfang ist dem körperlichen Allgemeinzustand nicht angemessen.
- Zwanghafte, ritualisierte Ausübung des Bewegungsverhaltens: Eine mündliche Bewegungsvereinbarung oder ein schriftlicher Bewegungsvertrag haben sich als nicht ausreichend erwiesen, die Patienten fühlen sich zur Bewegung „getrieben“.
- Selbstgefährdung durch Bewegung: Die Patienten verlassen z. B. nachts heimlich ihr Zuhause/die Klinik, um sich bewegen zu können, oder Patienten bewegen sich trotz Krankheit oder Verletzung.
- Es besteht ein hoher Leidensdruck aufgrund des zwanghaften Bewegungsverhaltens: Patienten schil-

dern z. B., ihre sozialen Beziehungen zu vernachlässigen oder die Freude an der Bewegung völlig verloren zu haben.

Kontraindikationen

- Instabiler körperlicher Allgemeinzustand:
  - BMI <13 kg/m^2
  - Magensonde
  - Kreislaufprobleme
  - hohes Frakturrisiko
- Nicht zu kontrollierende Bewegungsunruhe: Patienten, denen es nicht gelingt, das Beinwippen während der Therapiesitzungen zu kontrollieren, stellen für die anderen Patienten erfahrungsgemäß eine zu hohe Belastung dar.
- Zu hohe Ambivalenz bzgl. einer Reduktion des zwanghaften Bewegungsverhaltens: Es hat sich gezeigt, dass für eine Teilnahme an AGB eine echte Bereitschaft zur Reduktion des zwanghaften Bewegungsverhaltens vorliegen muss.

4.4 Ziele von AGB

AGB verfolgt drei Hauptziele:

1. Wiedererlernen eines gesunden, dem aktuellen körperlichen Zustand angemessenen Maßes an Bewegung inkl. Ruhephasen.
2. Reduktion der zwanghaften, ritualisierte Ausübung der Bewegung.
3. Wiederentdecken und Erleben von Motiven wie Freude, Spaß, Entspannung und Gemeinschaft bei der Bewegung.

Diese Ziele entsprechen den Empfehlungen der S3-Leitlinie „Diagnostik und Therapie der Essstörungen“ (Zeeck, Herpertz & Deutsche Gesellschaft für Essstörungen e. V., 2010).

4.5 Praktische Hinweise zur Nutzung des Manuals

Das Manual ist aufgrund des interdisziplinären Aufbaus des Therapieansatzes gezielt ausführlich gestaltet, um genügend Anleitung für die „fachfremden“ psychotherapeutischen bzw. bewegungstherapeutischen Elemente zur Verfügung zu stellen, falls die Gruppe von einem Psychotherapeuten oder Bewegungstherapeuten allein geleitet wird.

Zugunsten einer besseren Lesbarkeit wurde darauf verzichtet, bei den Bezeichnungen „Therapeut“ und „Patient“ jeweils beide Geschlechtsformen anzuführen. Hier wird das generische Maskulinum verwendet. Selbstverständlich umfassen diese Formulierungen gleichermaßen alle Geschlechter (m/w/d).

Unter dem Punkt „Märchen und Fakten“ in der Therapieeinheit 5 (vgl. auch Arbeitsblatt 7) finden Sie auch relevante Hintergrundinformationen für Therapeuten. Bitte prüfen Sie kritisch, welche Inhalte Sie auch an die Patienten weitergeben.

Bedeutung der verwendeten Symbole	
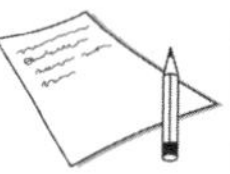	Dieses Symbol weist auf den Einsatz eines Informations- oder Arbeitsblatts hin.
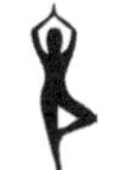	Dieses Symbol weist auf eine Bewegungseinheit hin. Nach jeder Bewegungseinheit soll in einer anschließenden Reflexion der Zusammenhang zum zwanghaften Bewegungsverhalten hergestellt werden.
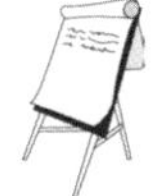	Dieses Symbol weist auf den Einsatz des Flipcharts hin.
	Erfahrungen aus der Praxis Dieses Symbol weist auf Erfahrungen hin, die wir beim häufigen Leiten der Gruppe gemacht haben und die wir gerne an Sie weitergeben möchten.

Kapitel 5
Das Therapiemanual zum „Aufbau eines gesunden Bewegungsverhaltens“ (AGB)

Die Tabelle 1 gibt einen Überblick über den Ablauf des Programms und die Inhalte der acht Therapieeinheiten von AGB.

Tabelle 1: Therapieeinheiten des Programms „Aufbau eines gesunden Bewegungsverhaltens (AGB)“

Therapie-einheit	Psychotherapeutische Inhalte	Bewegungstherapeutische Inhalte
1	• Gegenseitiges Vorstellen der Gruppenleiter und Patienten • Einführung in Ziele, Struktur und Inhalte der Gruppe; Klärung organisatorischer Fragen • Vorstellen des eigenen zwanghaften Bewegungsverhaltens anhand eines Partnerinterviews • Einführung der „Zielerunde“: Festlegung eines ersten individuellen Therapieziels bis zur nächsten Therapieeinheit	• Varianten der Fortbewegung • Musik-Stopp-Spiel • Qi Gong-Übung
2	• Sammlung typischer kritischer Situationen für zwanghaftes Bewegungsverhalten • Exemplarische Verhaltensanalyse einer Risikosituation mit Fokus auf negativen Konsequenzen des zwanghaften Bewegungsverhaltens	• Life-Kinetic-Übungen mit Bällen • Yoga-Übung
3	• Psychoedukation zu Expositionen • Erstellen einer Expositionshierarchie, Klärung von Sicherheits- und Vermeidungsverhalten	• Partner-Übung zum Spazierengehen
4	• Vergleich zwischen gesundem und zwanghaftem Bewegungsverhalten bzgl. Sportarten, Häufigkeit, Motivation • Wissen über gesundes Maß an Bewegung vermitteln (Normverhalten)	• Spielerische Übungen mit dem Schwungtuch
5	• Identifikation von dysfunktionalen Annahmen und Gedanken, die dem zwanghaften Bewegungsverhalten zugrunde liegen („Märchen und Fakten“) • Psychoedukation zu und Diskussion dieser Annahmen und Gedanken	• Körperwahrnehmungsübung: Körperstrukturen • Badminton-Rundlauf
6	• Kennenlernen von Skills für verschiedene Anspannungsbereiche • Erstellen einer Skillskette • Vorbereitung des Verhaltensexperiments „Eine Woche mit gesundem Freizeit- und Bewegungsverhalten“	• Ausprobieren verschiedener Bewegungsübungen (Körperskills) zur Spannungsreduktion

Tabelle 1: Fortsetzung

Therapie-einheit	Psychotherapeutische Inhalte	Bewegungstherapeutische Inhalte
7	• Unterscheidung Hochstressskills und Emotions-management • Psychoedukation zu Basisemotionen und zusammen-gesetzten Emotionen • Fantasiereisen „Gefühle“ • Vorstellen eines Emotionsmodells mit den Elementen Information und Handlungsvorschlag	• „Gefühlsfelder“ • Qi Gong-Übung
8	• Nachbesprechen der Woche mit gesundem Freizeit- und Bewegungsverhalten • Reflexion von Fortschritten und noch bestehenden Schwierigkeiten • Konkrete Planung von Expositionen/Aufgaben zur weiteren Reduktion des zwanghaften Bewegungs-verhaltens	• Sport & Spiel

5.1 Therapieeinheit 1: Einführung in die Gruppe „Aufbau eines gesunden Bewegungsverhaltens"

Motto	
Der Anfang vom Ende des einsamen „Spazierengehens"	
Ziele	
• Gegenseitiges Kennenlernen • Informationsvermittlung über Konzept und Inhalte der Gruppe • Wiederentdecken verschiedener Möglichkeiten der Bewegung • Reflexion des eigenen problematischen Bewegungsverhaltens • Erleben einer ruhigen Bewegungsform • Setzen erster Ziele zur Reduktion des zwangshaften Bewegungsverhaltens	
Psychotherapeutische Inhalte	**Bewegungstherapeutische Inhalte**
• Gegenseitiges Vorstellen der Gruppenleiter und Patienten • Einführung in Ziele, Struktur und Inhalte der Gruppe; Klärung organisatorischer Fragen • Vorstellen des eigenen zwanghaften Bewegungsverhaltens anhand eines Partnerinterviews • Einführung der „Zielerunde": Festlegung eines ersten individuellen Therapieziels bis zur nächsten Therapieeinheit	• Varianten der Fortbewegung • Musik-Stopp-Spiel • Qi Gong-Übung
Material	
• Begrüßungsblatt: Willkommen in der Gruppe „Aufbau eines gesunden Bewegungsverhaltens"! • Arbeitsblatt 1: Interview zum eigenen Bewegungsverhalten • Arbeitsblatt 2: Meine Therapieziele • Musik, Lautsprecher/Box	

Fallbeispiel: Franziska, 25 J.

Franziska hat seit acht Jahren Bulimie. Vor drei Monaten hat ihr Freund sie verlassen mit den Worten „Mit den Essattacken allein würde ich noch klarkommen, ich bekomme sie ja nur selten mit. Aber es ist einfach keine Zeit für unsere Beziehung mehr übrig. Du bist jeden Tag nach der Arbeit für zwei bis drei Stunden im Fitnessstudio. Und wenn du dann um 10 Uhr heimkommst, fällst du todmüde ins Bett. Ich kann mich gar nicht mehr erinnern, wann wir das letzte Mal zusammen im Kino waren. Das geht nun seit zwei Jahren so. Ich mag dich immer noch sehr gern, aber das halte ich einfach nicht mehr aus, und das möchte ich auch nicht mehr."

Diese Trennung hat für Franziska den Ausschlag gegeben, sich erneut in therapeutische Behandlung zu begeben. In vergangenen ambulanten Therapien war es gelungen, Abstinenz von selbst induziertem Erbrechen zu erzielen. Ihr seit Jahren bestehendes exzessives Bewegungsverhalten wurde bisher nie thematisiert.

Hauptmotivation für die Therapie ist die Hoffnung auf eine zweite Chance bei ihrem Ex-Freund.

Gegenseitiges Kennenlernen

Die anwesenden Patienten werden begrüßt, die Gruppenleiter stellen sich vor. Im Anschluss stellt sich jeder Patient kurz vor.

Fragen an die Patienten

Bitte stellen Sie sich kurz mit Namen, Alter und Diagnose (ggf. auch mit weiterführenden Informationen wie Station, Herkunft, Grund des stationären Aufenthaltes) vor.

- *Mit welchen Erwartungen, Wünschen und Befürchtungen kommen Sie in diese Gruppe?*

- *Welche Ziele möchten Sie mithilfe dieser Gruppe erreichen?*

Informationsvermittlung über Konzept und Inhalte der Gruppe

Es werden Ziele, Struktur und Inhalte von AGB vorgestellt und organisatorische Fragen geklärt.

Ziele

Ziel ist nicht, dass die betroffenen Patienten „faul“ werden und nie wieder Sport machen, sondern ein gesundes, dem aktuellen körperlichen Zustand angemessenes Maß an Bewegung inkl. Ruhephasen wieder zu erlernen. Die zwanghafte, ritualisierte Ausübung der Bewegung soll reduziert und andere Motive wie Spaß, Entspannung und Gemeinschaft sollen wiederentdeckt und erlebt werden.

Struktur

Die Gruppe ist als interdisziplinäre Gruppe, die bewegungs- und psychotherapeutische Elemente vereint, konzipiert und wird deshalb von einem Psychologen oder Arzt und einem Bewegungstherapeuten gemeinsam geleitet.

In jeder Therapieeinheit ergänzen sich kognitiv-verhaltenstherapeutische und bewegungstherapeutische Elemente.

Inhalte

- Erleben von spielerischer Bewegung, Erleben von Freude und Gemeinschaft bei Bewegung
- Reflexion des eigenen zwanghaften Bewegungsverhaltens
- Identifikation kritischer Situationen: „In welchen Situationen reagiere ich typischerweise mit verstärktem Bewegungsverhalten?“
- Verdeutlichen kurz- und langfristiger Konsequenzen des zwanghaften Bewegungsverhaltens
- Erleben ruhiger Bewegungsformen (Yoga, Qi Gong) zur Entspannung
- Expositionen: „Werden meine Befürchtungen bzgl. Anspannung und Gewichtszunahme wahr, wenn ich mich in schwierigen Situationen nicht bewege?“
- Normfindung: Wie viel Bewegung ist normal? Was unterscheidet ein zwanghaftes Bewegungsverhalten von gesundem Bewegungsverhalten?
- „Märchen und Fakten“: Welche Annahmen liegen dem zwanghaften Bewegungsverhalten zugrunde? Sind diese Annahmen richtig? Modifikation dysfunktionaler Kognitionen, die das zwanghafte Bewegungsverhalten aufrechterhalten
- Auseinandersetzung mit unterschiedlichen Körperstrukturen
- Umgang mit Hochstress: „Wie kann ich hohe Anspannung regulieren, außer mich verstärkt zu bewegen?“
- Umgang mit unangenehmen Emotionen: „Wie kann ich mit Gefühlen umgehen, außer vor ihnen davonzulaufen?“
- Wiederaufbau eines gesunden, abwechslungsreichen Freizeit- und Bewegungsverhaltens

Organisatorisches

- 8 Therapieeinheiten à 100 Min., 1 bis 2 Einheiten pro Woche.
- Uhrzeiten klären.
- Die Patienten sollen bitte in bequemer Kleidung mit Sportschuhen erscheinen.
- Es gelten die bei Gruppentherapien üblichen Gruppenregeln, die bei Bedarf gerne kurz wiederholt werden können.

Wiederentdecken verschiedener Möglichkeiten der Bewegung

Es folgt direkt die erste bewegungstherapeutische Einheit. Es ist wichtig, eine Bewegungseinheit bereits in der ersten Therapieeinheit durchzuführen. Die Patienten erleben, dass AGB – wie angekündigt – bewegungstherapeutische Elemente beinhaltet. Dies reduziert vorhandene Befürchtungen („Ich muss sicher 100 Minuten sitzen.“), stärkt die Glaubhaftigkeit des vorgestellten Konzepts und erhöht die Motivation für die Teilnahme. Dies reduziert häufig auch die Anspannung der Patienten.

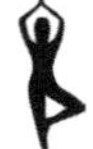

Varianten der Fortbewegung

Übungsanleitung

Die Patienten setzen sich in der Halle in Bewegung. Nach einer kurzen Zeit fragt der Gruppenleiter in die Runde nach alternativen Fortbewegungsmöglichkeiten (z. B. rückwärts, seitwärts, hüpfend, auf Zehenspitzen, „Entenfüße“, Ausfallschritte). Diese werden in der Gruppe ausprobiert.

Frage an die Patienten

Was hat diese Übung mit Ihrem Bewegungsdrang zu tun?

Reflexion/Transfer

Die Übung „Varianten der Fortbewegung“ hat folgende Ziele:

- Erkennen der Einseitigkeit des zwanghaften Bewegungsverhaltens,
- Erleben von Spaß an der Bewegung,
- Sensibilisieren für Varianten der Bewegung anstelle des sonst so eingefahrenen „geradeaus Laufens“.

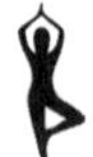

Musik-Stopp-Spiel

Übungsanleitung

Die Patienten werden angeleitet, sich zur Musik zu bewegen und beim Aussetzen der Musik „einzufrieren“ (oder z.B. auf einem Bein stehenzubleiben bzw. andere koordinative Bewegungsaufgaben auszuführen). Bei den nächsten Stopps gibt der Gruppenleiter verschiedene Attribute (z.B. nach Haarfarbe, Farbe der Hose, Augenfarbe, Geburtsmonat) vor, nach denen sich die Patienten zusammenfinden. Hier kann auch Aktionssoziometrie eingesetzt werden, bei der sich die Gruppe entsprechend Größe, Geburtsmonat, Alter, Herkunft etc. aufstellt.

Frage an die Patienten

Welchen Zusammenhang sehen Sie zwischen dieser Übung und Ihrem übertriebenen Bewegungsverhalten?

Reflexion/Transfer

Ziele des Musik-Stopp-Spiels sind:

- Kennenlernen der Mitpatienten,
- Kontaktaufbau zu Mitpatienten,
- Bewegung stoppen können → Kontrolle wiedererlangen, Pausen machen können.

Reflexion des eigenen problematischen Bewegungsverhaltens

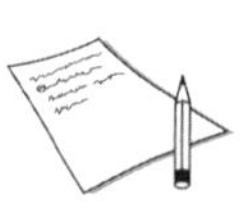

Arbeitsblatt 1: Interview zum eigenen Bewegungsverhalten

Bei diesem Partnerinterview geht es darum, dass sich die Gruppenteilnehmer mit ihrem eigenen problematischen Bewegungsverhalten auseinandersetzen. Hierfür finden sich je zwei Patienten zusammen und jeder Patient interviewt seinen Partner entsprechend des vorgegebenen Leitfadens auf dem Arbeitsblatt 1. Die Patienten haben für die gegenseitige Befragung jeweils ca. acht bis zehn Minuten Zeit.

Die Patienten „veröffentlichen“ das Interview ihres Interviewpartners anschließend in einem Kurzvortrag. Hierfür stellt sich einer der Interviewpartner hinter den anderen und gibt die Antworten des Partners in der Ich-Form wieder.

Fragen an die Patienten

- *Wie geht es Ihnen, wenn Sie Ihre eigene „Bewegungs-Geschichte“ hören?*
- *Wie ist es für Sie, etwas über die Intensität der Bewegung der anderen Patienten zu hören?*

Erfahrungen aus der Praxis

Es hat sich gezeigt, dass die Patienten bei dem Interview ihren eigenen Bewegungsumfang stark mit dem ihrer Mitpatienten vergleichen. Deshalb ist es an dieser Stelle wichtig, darauf hinzuweisen, dass es für die Teilnahme irrelevant ist, ob ein Patient eine Stunde am Tag oder sechs Stunden am Tag mit zwanghaftem Bewegungsverhalten verbringt. Dennoch wird es immer wieder nötig sein, diese dysfunktionalen Vergleiche – oft verbunden mit Zweifeln an einer weiteren Teilnahme – in Einzelsitzungen zu thematisieren.

Erleben einer ruhigen Bewegungsform

Die Übungen des Qi Gong können als mögliche Ruhe- und Entspannungsübungen herangezogen werden. Dadurch, dass die Übungen nicht in einer verharrenden Position durchgeführt werden, fällt es den Patienten häufig leichter, sich auf diese Art von Entspannung und Ruheerfahrung einzulassen. Es findet eine Verbindung von Bewegung und Atmung statt.

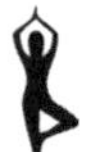

Qi Gong-Übung

Übungsanleitung

Die Patienten werden gebeten, einen stabilen Stand einzunehmen. Hierzu werden die Beine etwa hüftbreit auseinandergestellt, die Knie werden leicht gebeugt und das Gewicht auf den ganzen Fuß verteilt (evtl. Einpendel-Übung). Es soll darauf geachtet werden, dass jeder Patient genügend Platz um sich herum hat (eine Armbreite nach rechts & links und vorne & hinten). Der Oberkörper ist aufrecht und der Blick nach vorn gerichtet. Die Patienten werden angeleitet, ein paar tiefe Atemzüge durchzuführen. Hierbei wird durch die Nase eingeatmet und durch den leicht geöffneten Mund wieder ausgeatmet. Nach ein paar

Durchgängen werden mit der Einatmung die Schultern Richtung Ohren angezogen und mit der Ausatmung wieder nach unten locker fallengelassen.

Übungsabfolge

1. Arme vor dem Körper bis ca. auf Höhe der Schultern nach oben anheben (Handflächen zeigen nach unten), Hände sind locker (Einatmen). Anschließend wieder absenken lassen (Ausatmen). „Wie eine Welle, die kommt und geht.“
2. Die Arme halb rund auf Hüfthöhe halten (Fingerspitzen zueinander, Handflächen zeigen nach oben), als würde man einen großen Ball vor dem Körper tragen. Diesen imaginären Ball dann vor dem Körper von unten nach oben entlangstreichen (Einatmen), die Hände in Kinnhöhe wie auf dem Ball ablegen und die Arme (Handflächen zeigen nach unten), absinken lassen (Ausatmen). „Den Geist ruhig werden lassen“.
3. Die Arme über die Seiten rechts und links lang gestreckt (Handflächen zeigen nach oben) bis über den Kopf führen (Einatmen), dann die Hände vor dem Körper (Fußspitzen zueinander, Handflächen zeigen nach unten) absinken lassen (Ausatmen). „Sich verbinden mit dem Himmel und der Erde. Offen sein für Neues. Alles, was man nicht mehr braucht, loslassen.“

Jede Übung 2- bis 4-mal wiederholen.

Frage an die Patienten

Wo waren Sie mit Ihrer Achtsamkeit?

Reflexion/Transfer

Die Qi Gong-Übung hat folgende Ziele:
- Entspannungsfähigkeit fördern,
- in Bewegung zur Ruhe kommen.

Setzen erster Ziele zu Reduktion des zwanghaften Bewegungsverhaltens

Arbeitsblatt 2: Meine Therapieziele

Die Patienten werden gebeten, sich zu jeder Therapieeinheit ein Ziel bezüglich des Abbaus ihres übertriebenen Bewegungsverhaltens (und evtl. Aufbaus eines gesunden Bewegungsverhaltens) zu setzen. Den Patienten wird erläutert, dass die Überprüfung der Zielerreichung zu Beginn jeder Therapieeinheit und die Festlegung eines neuen Ziels am Ende jeder Therapieeinheit stattfindet. Die Patienten notieren ihre Ziele jeweils auf dem Arbeitsblatt 2 und tragen diese kurz und knapp der Gruppe vor. Exemplarisch wird nun direkt die erste „Zielerunde“ durchgeführt und ein Ziel für die Einheit 1 festgelegt, das bis zur nächsten Therapieeinheit erreicht werden soll. Das Arbeitsblatt 2 (und das gesamte Patientenskript) wird zu jeder Therapieeinheit wieder mitgebracht.

 Erfahrungen aus der Praxis

Entsprechend der Rückmeldung von Patienten sollten diese eher zu anspruchsvollen Zielen motiviert werden, die eine deutliche Reduktion des Bewegungsumfangs und Flexibilisierung des Bewegungsverhaltens bedeuten.

Hausaufgabe

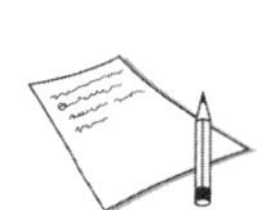

Begrüßungsblatt: Willkommen in der Gruppe „Aufbau eines gesunden Bewegungsverhaltens“!

Die Patienten werden gebeten, das Begrüßungsblatt zu lesen, in dem noch einmal alle wichtigen Informationen zu AGB zusammengefasst sind.

5.2 Therapieeinheit 2: Risikosituationen und Konsequenzen des zwanghaften Bewegungsverhaltens

Motto	
Warum es Sinn macht, gegen das zwanghafte Bewegungsverhalten anzukämpfen.	
Ziele	
• Erleben einer achtsamkeitsorientierten Bewegungseinheit • Erkennen persönlicher Risikosituationen für zwanghaftes Bewegungsverhalten • Auseinandersetzung mit Konsequenzen des zwanghaften Bewegungsverhaltens anhand der Verhaltensanalyse • Erleben von aktiver Entspannung und achtsamem Körpererleben	
Psychotherapeutische Inhalte	**Bewegungstherapeutische Inhalte**
• Sammlung typischer kritischer Situationen für zwanghaftes Bewegungsverhalten • Exemplarische Verhaltensanalyse einer Risikosituation mit Fokus auf negativen Konsequenzen des zwanghaften Bewegungsverhaltens	• Life-Kinetic-Übungen mit Bällen • Yoga-Übung
Material	
• Arbeitsblatt 2: Meine Therapieziele *(aus Einheit 1)* • Arbeitsblatt 3: Typische kritische Situationen • Arbeitsblatt 4: Verhaltensanalyse • Arbeitsblatt 5: Interview mit einer gesunden gleichaltrigen Person • Informationsblatt 1: Yoga-Übung für aktive Entspannung und achtsames Körpererleben • Informationsblatt 2: Verhaltensanalyse • 3 verschiedenfarbige Schaumstoffbälle	

Fallbeispiel: Julia, 18 J.

„Es passiert einfach. Ich laufe einfach los, wenn es stressig wird, aktuell kann ich gar nicht genau sagen, wann. Konsequenzen? Ja, erstmal geht es mir danach besser. Vor kurzem zum Beispiel: Ich hatte wieder eine dieser unsäglichen Diskussionen mit meiner Mutter beim Essen, weil mir eine Scheibe Brot einfach gereicht hat. Ich habe mich so bedrängt gefühlt, dass ich irgendwann einfach aufgestanden und aus dem Haus bin. Nach einer Stunde Laufen ging es mir besser, die Anspannung war weg. Problem war nur, dass ich eigentlich mit einer Freundin zum Telefonieren verabredet war, die habe ich natürlich versetzt. Lena hat gerade Liebeskummer und hat sich verständlicherweise im Stich gelassen gefühlt von mir ...“

Besprechung der Therapieziele

Kurze Abfrage bezüglich des Therapieziels und seiner Umsetzung. Die Patienten sollten dafür auf das *Arbeitsblatt 2: Meine Therapieziele* zurückgreifen, auf dem sie in der letzten Sitzung ihr erstes Ziel notiert hatten.

Fragen an die Patienten

- *Was hatten Sie sich als Therapieziel bis zu dieser Stunde vorgenommen?*
- *Wie verlief die Umsetzung?*

Erleben einer achtsamkeitsorientierten Bewegungseinheit

Diese Therapieeinheit wird direkt mit einer spielerischen Bewegungseinheit begonnen.

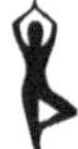

Life-Kinetic-Übungen mit Bällen

Übungsanleitung

Die Teilnehmer stehen in einem Kreis. Der Gruppenleiter erläutert die Regeln des Spiels:

1. Der erste Ball (z.B. gelb) wird von einem Patienten zu einem beliebigen Mitpatienten gepasst. Bei Abwurf ruft der Werfer seinen eigenen Namen.
2. Ein weiterer Ball (z.B. rot) kommt ins Spiel. Dabei wird nun der Name des Patienten gerufen, zu dem der Ball gepasst wird. Hierbei sollte vor dem Wurf der Name laut und deutlich gerufen werden und auf Reaktion und Augenkontakt (!) des Patienten gewartet werden.
3. Nun wird der „Aufgabenball“ (z.B. blau) hinzugenommen, bei dem der Werfer dem Patienten, dem er den Ball zupasst, zuruft, zu wem dieser den Ball weiterspielen soll.

Frage an die Patienten

Wo waren Sie mit Ihrer Achtsamkeit?

Reflexion/Transfer

Die hier eingesetzten Life-Kinetic-Übungen haben folgende Ziele:
- Kennenlernen der Gruppenteilnehmer,
- Förderung von Konzentrations- und Koordinationsfähigkeiten,
- „Flow-Erleben“,
- Erfahrung von Spaß an der Bewegung in der Gruppe,
- im Hier und Jetzt präsent sein.

Mögliche Frage an die Patienten

Bei welchen weiteren Tätigkeiten/in welchen weiteren Situationen haben Sie es schon erlebt, dass Sie ganz im Hier und Jetzt sind? (Ressourcenfindung)

Erkennen persönlicher Risikosituationen für zwanghaftes Bewegungsverhalten

Arbeitsblatt 3: Typische kritische Situationen

Die Patienten sollen zunächst reflektieren, welches für sie selbst typische kritische Situationen sind, in denen der Impuls, das zwanghafte Bewegungsverhalten auszuüben, besonders stark ist. Ziel ist hier, zu erkennen, dass sich ihre persönlichen auslösenden Situationen oft wiederholen.

Anschließend werden die Patienten gebeten, reihum diese Situationen vorzulesen. Diese werden am Flipchart gesammelt.

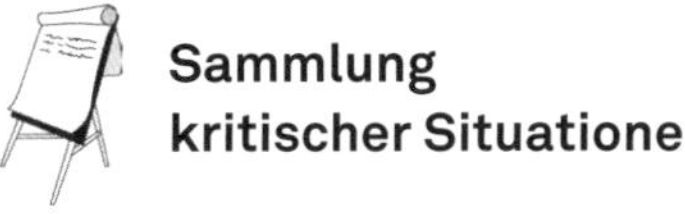

Sammlung kritischer Situationen

Auseinandersetzung mit Konsequenzen des zwanghaften Bewegungsverhaltens anhand der Verhaltensanalyse

Nun wird anhand einer beispielhaften kritischen Situation (am besten diejenige, die von den meisten Patienten genannt wurde bzw. mit der sich die meisten Patienten identifizieren können) eine Verhaltensanalyse gemeinsam am Flipchart durchgeführt.

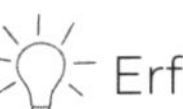

Erfahrungen aus der Praxis

Gerade bei jugendlichen oder weniger reflektierten Patienten oder bei begrenzter Zeit haben wir sehr gute Erfahrungen mit der dargestellten, vereinfachten Variante der Verhaltensanalyse gemacht. Selbstverständlich kann jedoch auch die komplexere Form des SORKC-Schemas eingesetzt werden.

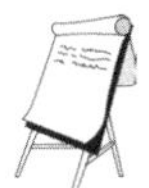

Verhaltensanalyse

Zu Beginn wird kurz erklärt, welche Punkte bei der *Verhaltensanalyse* u.a. genauer betrachtet werden (vgl. Tab. 2):
- Situation
- Gedanken
- Gefühle
- Problemverhalten
- Konsequenzen: kurzfristig und langfristig

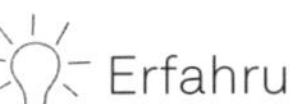

Erfahrungen aus der Praxis

Wir nutzen die Verhaltensanalyse v.a. zum Aufzeigen langfristiger negativer Konsequenzen des zwanghaften Bewegungsverhaltens zur Erhöhung der Therapie- und Veränderungsmotivation. Deshalb ist es wichtig, die langfristigen Konsequenzen gezielt herauszuarbeiten.

Mögliche langfristige Konsequenzen werden genau wie die anderen Punkte der Verhaltensanalyse mit den Patienten gemeinsam am Flipchart gesammelt.

An dieser Stelle ist es wichtig, mit den Patienten gemeinsam zu erarbeiten, dass die kurzfristigen Konsequenzen positiv, die langfristigen jedoch überwiegend negativ sind.

Problematisch ist, dass die kurzfristigen, scheinbar positiven Konsequenzen meist unmittelbar wahrgenommen werden. Deshalb sind sie häufig handlungsbestimmend und ein aufrechterhaltender Faktor der Symptomatik. Wichtig ist, dass die Patienten verstehen, welche langfristigen, negativen Konsequenzen ihr zwanghaftes Bewegungsverhalten beinhaltet.

Langfristige Konsequenzen werden nicht unmittelbar wahrgenommen und sind deshalb oft nicht direkt handlungsbestimmend - dies ist eine Aufgabe der Therapie.

Gleichzeitig ist es relevant, dass die Patienten erkennen, dass ihr problematisches Bewegungsverhalten aufgrund dysfunktionaler, essstörungstypischer Gedanken und Gefühle ausgelöst wird.

Tabelle 2: Beispiel „Verhaltensanalyse"

	Frage an die Patienten	Mögliche Beispiele
Situation	In welcher Situation befinden Sie sich?	„Es ist kurz nach dem Mittagessen, es gab ein schwieriges, kalorienreiches Gericht, wie Süßspeise oder Nudeln."
Gedanken	Welche Gedanken treten bei Ihnen in dieser Situation auf?	• „Wenn ich mich jetzt nicht bewege, wiege ich morgen 2 Kilo mehr." • „Ich muss Sport machen, sonst setzt das alles als Fett an." • „Ich verliere die Kontrolle über mich, werde maßlos." • „Ich hatte das Essen nicht verdient und muss das nun durch Bewegung wiedergutmachen."
Gefühle	Welche Gefühle kommen daraufhin bei Ihnen auf?	• Unwohlsein • Angst • Wut • Ekel • Schuld • Traurigkeit • Selbsthass • Anspannung
Problemverhalten	Wie haben Sie in dieser Situation bisher reagiert?	• „Ich bin spazieren gegangen." • „Ich habe angefangen, mit den Beinen zu wippen." • „Ich habe ein Workout auf meinem Zimmer gemacht."
Konsequenzen dieses Verhaltens	Was passiert dann?	**Kurzfristig:** • „Gefühl von Stärke und Kontrolle." • „Unangenehme Gefühle wie Wut oder Traurigkeit verschwinden." • „Meine Anspannung sinkt." • „Ich kann wieder an etwas anderes denken." • „Zufriedenheit, Leichtigkeit, Glücksgefühl" • „Ich fühle mich weniger unwohl in meinem Körper." **Langfristig:** • Lügen/Unehrlichkeit und resultierende Konflikte • Körperliche Überlastung mit körperlichen Schäden (Gelenkprobleme, Überlastungsfrakturen, Druckstellen bis hin zu offenen Wunden an Rücken und Füßen) • Erkältungen, Erfrierungen bzw. Sonnenbrand • Körperliche Erschöpfung, Schwäche, Kreislaufprobleme, muskuläre Schmerzen • Einschränkung oder Aufgabe von Hobbys oder sozialen Kontakten (da das zwanghafte Bewegungsverhalten zunehmend mehr Zeit in Anspruch nimmt) • Zunehmender Kontrollverlust über das Bewegungsverhalten („Zwang") • Freude an Bewegung/Sport geht verloren • „Toleranzentwicklung": Der eigentlich intendierte Effekt tritt immer weniger ein, sodass immer mehr Sport gemacht werden muss, um die gewünschten kurzfristigen Konsequenzen zu erzielen. • „Zeitstress" im Alltag, Schlafmangel oder Vernachlässigung von Haushalt/Arbeit/Schule

Erleben von aktiver Entspannung und achtsamem Körpererleben

Auch Yoga-Übungen können als Ruhe- und Entspannungsübungen herangezogen werden. Dadurch, dass die Übungen nicht in einer verharrenden Position durchgeführt werden, fällt es den Patienten häufig leichter, sich auf diese Art von Entspannung und Ruheerfahrung einzulassen. Auch hier findet eine Verbindung von Bewegung und Atmung statt.

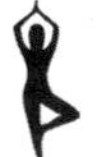

Yoga-Übung

Übungsanleitung

Die Beschreibung der Übung befindet sich auf Informationsblatt 1.

Informationsblatt 1: Yoga-Übung für aktive Entspannung und achtsames Körpererleben

Die Patienten und der Gruppenleiter stehen in einer Kreisform aufgestellt nebeneinander. Dabei sollten alle genügend Platz zu beiden Seiten haben. Es sollte ein stabiler, aufgerichteter Stand eingenommen werden. Die Beine stehen in etwa hüftbreit auseinander, die Knie werden leicht gebeugt und das Gewicht ist auf den ganzen Fuß verteilt. Der Gruppenleiter lädt die Patienten ein, seine Bewegungsabfolge nachzuahmen. Die Bewegungsabfolge 3-mal wiederholen.

Reflexion/Transfer

Die Yoga-Übung zielt auf Folgendes ab:

- Ermutigung, diese Art der Entspannung auszuprobieren,
- in Bewegung zur Ruhe kommen,
- Verbesserung des Körpergefühls.

Festlegung von Therapiezielen

Die Patienten werden gebeten, ein neues Therapieziel bis zur folgenden Therapieeinheit festzulegen, das auf dem *Arbeitsblatt 2: Meine Therapieziele* eingetragen wird.

Frage an die Patienten

Welches Ziel nehmen Sie sich bis zur nächsten Stunde vor, um Ihr zwanghaftes Bewegungsverhalten zu reduzieren?

Hausaufgabe

Informationsblatt 2: Verhaltensanalyse

Die Patienten werden gebeten, das Informationsblatt 2 zu lesen.

Arbeitsblatt 4: Verhaltensanalyse

Mithilfe von Informationsblatt 2 sollen die Patienten eine individuelle Verhaltensanalyse für zwanghaftes Bewegungsverhalten erstellen.

Arbeitsblatt 5: Interview mit einer gesunden gleichaltrigen Person

Die Patienten werden gebeten, dieses Interview mit einer vertrauten Person aus ihrem häuslichen Umfeld zu führen, die ungefähr im gleichen Alter ist und nicht an einer körperlichen oder psychischen Krankheit leidet. Das Geschlecht der Person spielt keine Rolle. Wichtig ist allerdings, dass der/die Befragte keinen Leistungssport betreibt. Das Interview kann telefonisch oder persönlich geführt oder auch per E-Mail versendet werden. Falls ein Patient angibt, niemanden zu kennen, den er fragen könnte, kann er auch eine beliebige Person im Ort ansprechen. Mitpatienten oder Klinikpersonal sollen möglichst nicht befragt werden.

Das Interview wird in der vierten Therapieeinheit (vgl. Kap. 5.4) besprochen. Die Patienten sollten es also spätestens bis zu dieser Sitzung fertigstellen und mitbringen.

5.3 Therapieeinheit 3: Expositionen mit Reaktionsmanagement

Motto	
Aus der Angst ist durch die Angst.	
Ziele	
• Expositionen mit Reaktionsmanagement: Erläutern des Therapierationals • Vorbereitung individueller Expositionen • Wahrnehmen des eigenen Gangbildes und dessen Veränderungsmöglichkeiten	
Psychotherapeutische Inhalte	**Bewegungstherapeutische Inhalte**
• Psychoedukation zu Expositionen • Erstellen einer Expositionshierarchie, Klärung von Sicherheits- und Vermeidungsverhalten	• Partner-Übung zum Spazierengehen
Material	
• Arbeitsblatt 2: Meine Therapieziele *(aus Einheit 1)* • Arbeitsblatt 6: Hierarchie für Expositionen • Informationsblatt 3: Expositionen gegen zwanghaftes Bewegungsverhalten	

Fallbeispiel: Vanessa, 16 J.

„Ich würde mich so gerne nach dem Essen mal wieder auf die Couch legen können.

Ich probiere es immer wieder, aber ich schaffe es nicht allein. Ich gerate dann so unter Anspannung, das halte ich nicht aus."

Besprechung der Therapieziele

Kurze Abfrage bezüglich des Therapieziels und seiner Umsetzung. Die Patienten sollten dafür auf das *Arbeitsblatt 2: Meine Therapieziele* zurückgreifen, auf dem sie in der letzten Sitzung ihr Ziel notiert hatten.

Fragen an die Patienten

- *Was hatten Sie sich als Therapieziel bis zu dieser Stunde vorgenommen?*
- *Wie verlief die Umsetzung?*

Sollten bei der Erstellung der individuellen Verhaltensanalysen mithilfe von Arbeitsblatt 4 Schwierigkeiten aufgetreten sein, können diese auf Wunsch kurz besprochen werden. Der Fokus liegt auf den kurzfristigen und langfristigen Konsequenzen des zwanghaften Bewegungsverhaltens.

Expositionen mit Reaktionsmanagement: Erläutern des Therapierationals

Zunächst werden am Flipchart die befürchteten Anspannungskurven (Abb. 3: Kurven C & D), die Anspannungskurve bei Ausführung des zwanghaften Bewegungsverhaltens (Abb. 3: Kurve A) sowie zuletzt die Anspannungskurve bei Exposition (Abb. 3: Kurve B) dargestellt. Im Anschluss wird die Habituationskurve (vgl. Abb. 4) erklärt.

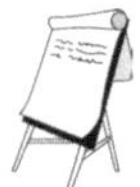

Anspannungskurven und Habituationskurve

Erläuterung zu den Anspannungskurven (vgl. Abb. 3):

- Die auslösende Situation führt zu einem Anstieg der Angst und Anspannung.
- Befürchteter Anspannungsverlauf: Ohne Ausübung des problematischen Bewegungsverhaltens, besteht bei den Patienten die Befürchtung, dass die Angst und/oder Anspannung ins „Unendliche" steigt oder „für immer" auf einem sehr hohen, „nicht aushaltbaren" Level bleibt (Kurven C & D).
- Anspannungsverlauf bei Vermeidungsverhalten: Beim Einsatz des problematischen Bewegungsverhaltens, d.h. bei Vermeidungsverhalten, steigt die Anspannung und/oder Angst nicht sehr stark an bzw. nimmt rasch wieder ab (Kurve A).

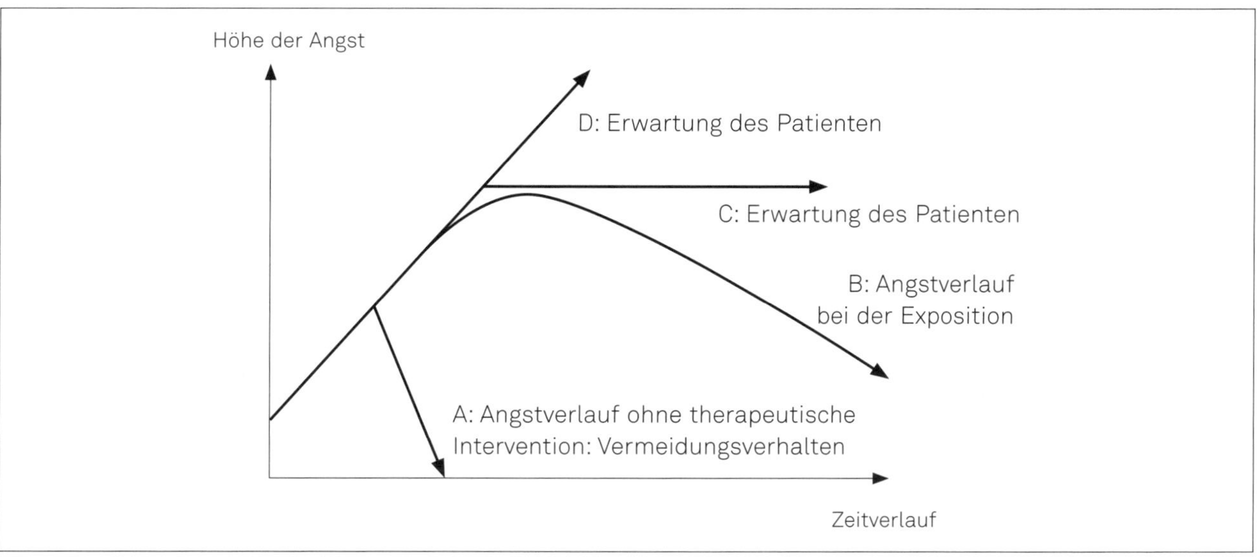

Abbildung 3: Anspannungskurven (nach Siegl & Reinecker, 2010)

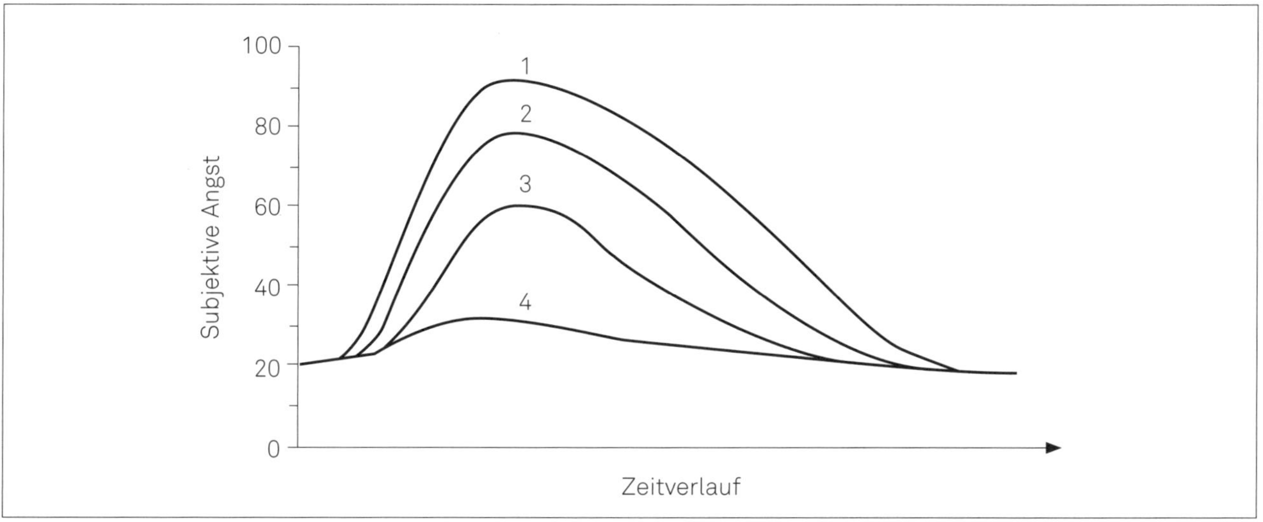

Abbildung 4: Habituationskurve zum Verlauf der Angst bei Konfrontation (nach Schneider & Margraf, 2017)

- Tatsächlicher Anspannungsverlauf bei einer Exposition: Bei einer Konfrontation ohne Vermeidung steigt die Anspannung und/oder Angst zunächst spürbar an, erreicht ein Plateau und lässt dann auch ohne Ausübung des problematischen Bewegungsverhaltens von selbst langsam wieder nach (Kurve B).

Erläuterung der Habituationskurve (vgl. Abb. 4): Bei wiederholter Konfrontation verläuft die Angst- und/oder Anspannungskurve zunehmend flacher (erste Konfrontation: Kurve 1; zweite Konfrontation: Kurve 2 usw.).

Im Anschluss wird das Expositionsrational erklärt: Exposition bedeutet, sich den anspannungs- und/oder angstauslösenden Situationen zu stellen, ohne mit Vermeidungsverhalten, d.h. ohne das typische problematische Bewegungsverhalten, zu reagieren.

Expositionen ermöglichen folgende *Erfahrungen:*

1. Realitätsüberprüfung bzgl. der Höhe von Angst und Anspannung: Die Intensität von Angst und Anspannung ist zwar unangenehm, aber auszuhalten.
2. Löschung: Die Intensität von Angst und Anspannung erreicht einen Höhepunkt und nimmt dann auch ohne zwanghaftes Bewegungsverhalten langsam, aber kontinuierlich wieder ab (Löschung der Angstreaktion).
3. Erhöhung der Selbstkontrolle: Die Patienten können dem starken Drang, sich zu bewegen, widerstehen und so Schritt für Schritt wieder selbst

die Kontrolle über ihr Bewegungsverhalten erlangen.

4. Realitätsüberprüfung bzgl. Befürchtungen: Die Patienten können die mit Unterlassen ihrer zwanghaften Bewegung verbundenen Befürchtungen gezielt auf deren Realitätsgehalt überprüfen.

Entscheidend ist es, den Patienten genau darzustellen, wie eine Exposition abläuft:

Nach ausführlicher Vorbesprechung im Einzelsetting werden die gefürchteten Situationen gezielt aufgesucht – beginnend mit Situationen in einem Schwierigkeitsbereich von ca. 50 %. Annahme ist, dass sich die Patienten Situationen in einem Schwierigkeitsbereich ≥ 50 % von selbst nicht mehr oder nur unter Anwendung von Vermeidungsstrategien stellen würden. Auch wenn unangenehme Gefühle sowie körperliche Anspannung in diesen Situationen deutlich ansteigen werden, ist es wichtig, dass die Patienten mit Unterstützung ihres Therapeuten ihr zwanghaftes Bewegungsverhalten bewusst unterlassen und aufkommende unangenehme Gefühle, Körperempfindungen und zugrundeliegende Befürchtungen gezielt beschreiben. Beendet wird die Exposition, wenn die Patienten erleben, dass ihre Angst und Anspannung merklich abgesunken sind. In den meisten Fällen sind dafür im Tagesverlauf mehrere Therapeutenkontakte notwendig bzw. werden dafür Wiederholungen der Exposition erforderlich sein.

Wichtig ist dabei, dass die Patienten die aufkommenden Gefühle, Körperempfindungen und Befürchtungen wirklich „erleben“ und nicht nur „die Zähne zusammenbeißen“, weil sie nur so auch das Ansteigen von Angst und Anspannung bis zum Höhepunkt und den anschließenden Abfall erleben können.

Erfahrungen aus der Praxis

Die Expositionen werden von den Einzeltherapeuten durchgeführt. Sollten Sie AGB im Gruppensetting durchführen und nicht der Einzeltherapeut für alle teilnehmenden Patienten sein, empfehlen wir dringend, die jeweiligen Einzeltherapeuten darüber zu informieren, dass nun die Expositionen „anstehen“ und im Rahmen der Gruppe bereits vorbesprochen wurden. Erfahrungsgemäß zeigt sich bereits an dieser Stelle häufig Vermeidungsverhalten der Patienten, d. h., dass die wenigsten ihre Einzeltherapeuten von selbst über die anstehenden Expositionen informieren. Fragen Sie in den folgenden Stunden auch gezielt nach, ob Expositionen durchgeführt wurden.

Vorbereitung individueller Expositionen

Zur Vorbereitung bringen die Patienten verschiedene angst- und anspannungsauslösende Situationen, die normalerweise zur Ausübung von zwanghaftem Bewegungsverhalten führen, in eine hierarchische Reihenfolge, d. h., dass die erwartete Schwierigkeit, in der jeweiligen Situation das zwanghafte Bewegungsverhalten nicht auszuführen, immer weiter zunimmt.

Arbeitsblatt 6: Hierarchie für Expositionen

Wichtig ist, dass jeder Patient festlegt, welche Exposition einem Schwierigkeitsgrad von 100 Prozent entsprechen würde. Häufig wird hier von den Patienten „Den ganzen Tag nur essen, sitzen oder liegen.“ genannt. An dieser Stelle ist es hilfreich, darauf hinzuweisen, dass dies dem normalen Alltag eines berufstätigen, nicht körperlich arbeitenden Menschen entspricht, also per se nichts „Ungewöhnliches“ darstellt.

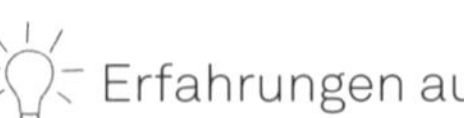

Erfahrungen aus der Praxis

Expositionen unterhalb des Schwierigkeitsgrads von 50 % können Patienten selbstständig im Rahmen ihrer „Therapieziele“ von AGB mit entsprechender Vor- und Nachbesprechung durchführen. Für Expositionen oberhalb des Schwierigkeitsgrades von 50 % wird meist therapeutische Unterstützung benötigt.

Zuletzt wird das Vermeidungsverhalten besprochen: Durch Einsatz von behavioralen, kognitiven und emotionalen Vermeidungsstrategien vor, während bzw. nach einer Exposition gelingt es den Patienten kurzfristig, einen starken Anstieg ihrer unangenehmen Gefühle und ihrer Anspannung zu vermeiden bzw. für einen raschen Abfall der Anspannung zu sorgen. Sie werden so die erläuterten Erfahrungen jedoch nicht machen können.

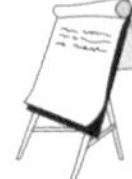

Vermeidungsverhalten

Behaviorale, kognitive und emotionale Vermeidungsstrategien werden gemeinsam mit dem Patienten besprochen und am Flipchart gesammelt.

Häufig werden z. B. diese Vermeidungsstrategien genannt:

- Beim Essen einsparen,
- den Sport verschieben (z. B. „vorsporteln“),
- Verantwortung an den Therapeuten abgeben („Wenn wirklich etwas passieren würde, würde mein The-

rapeut mich diese Expo doch nicht machen lassen.“),
- „Einmal und nie wieder, morgen bewege ich mich wie immer.“,
- anders gegensteuern (z. B. erbrechen),
- sich anders bewegen (andauernd stehen anstatt spazierenzugehen, Beinwippen),
- sich selbst beruhigen,
- an Expositionstagen den ganzen Tag schlafen.

Im Anschluss können die Patienten Vermeidungsverhalten, das auf sie zutreffen könnte, auf Seite 2 von *Arbeitsblatt 6: Hierarchie für Expositionen notieren.*

Wahrnehmen des eigenen Gangbildes und dessen Veränderungsmöglichkeiten

Zum Abschluss bietet sich die Partnerübung zum Spazierengehen an, da den Patienten hier auf spielerische Art und Weise verdeutlicht wird, wie sehr sich ihr „Spazierengehen“ von dem gesunder Menschen ohne zwanghaftes Bewegungsverhalten unterscheidet. Dies kann die Motivation für die Durchführung von Expositionen erhöhen.

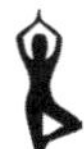

Partner-Übung Spazierengehen

Übungsanleitung

Die Patienten bilden Zweiergruppen. Die Patienten sollen sich in eine Situation hineinversetzen, in der sie sehr angespannt sind, z. B. nach dem Mittagessen, und das Gefühl haben, diese Anspannung nur durch Spazierengehen abbauen zu können. Patient 1 geht nun (gemäß der genannten Situation) und versucht möglichst genau, seinen typischen Gang zu zeigen (Geschwindigkeit, Körperhaltung, Kopfhaltung, Arme, Schultern, Muskelspannung insgesamt, Blick). Patient 2 geht hinter dem Partner und imitiert dessen Gang so exakt wie möglich. Nach einem Signal werden die Positionen gewechselt. Patient 1 geht nun hinter den Partner, der den gezeigten Gang beibehält, sodass er nun sein eigenes Gangbild betrachten kann. Im Anschluss werden die Rollen gewechselt.

Fragen an die Patienten

- *Was ist Ihnen an Ihrem Gangbild aufgefallen?*
- *Wie weicht das gezeigte Gangbild von der „Norm“ ab?*

Reflexion/Transfer

Häufig fallen folgende Besonderheiten auf:
- Das Gangbild wirkt steif, es findet keine physiologische Mitbewegung der Arme statt, der Blick der Patienten ist meist gesenkt.
- Die Geschwindigkeit ist schnell, Pausen finden nicht statt.
- Die Patienten sind praktisch immer alleine unterwegs.

Frage an die Patienten

- *Wie können Sie diese besondere Art zu gehen verändern?*

Ideen zur Variation des Gangbildes:
- Zwischen verschiedenen Bewegungsformen abwechseln,
- zwischendurch stehenbleiben,
- mit Mitpatienten gemeinsam spazieren gehen und sich dabei unterhalten,
- Bewegung und Haltung bewusst wahrnehmen,
- achtsam spazieren gehen.

Festlegung von Therapiezielen

Die Patienten werden gebeten, ein neues Therapieziel bis zur folgenden Therapieeinheit festzulegen, das auf dem *Arbeitsblatt 2: Meine Therapieziele* eingetragen wird.

Frage an die Patienten

Welches Ziel nehmen Sie sich bis zur nächsten Stunde vor, um Ihr zwanghaftes Bewegungsverhalten zu reduzieren?

Hausaufgabe

Informationsblatt 3: Expositionen gegen zwanghaftes Bewegungsverhalten

Die Patienten werden gebeten, sich bis zur nächsten Therapieeinheit das Informationsblatt 3 durchzulesen.

5.4 Therapieeinheit 4: Normfindung für ein gesundes Bewegungsverhalten

Motto	
Gesundes Bewegungsverhalten: Was ist eigentlich normal?	
Ziele	
• Unterscheidung zwanghaftes vs. gesundes Bewegungsverhalten und Normfindung bzgl. eines gesunden Maßes an Bewegung • Erleben einer spielerischen Bewegungseinheit	
Psychotherapeutische Inhalte	**Bewegungstherapeutische Inhalte**
• Vergleich zwischen gesundem und zwanghaftem Bewegungsverhalten bzgl. Sportarten, Häufigkeit, Motivation • Wissen über gesundes Maß an Bewegung vermitteln (Normverhalten)	• Spielerische Übungen mit dem Schwungtuch
Material	
• Arbeitsblatt 2: Meine Therapieziele *(aus Einheit 1)* • Arbeitsblatt 5: Interview mit einer gesunden gleichaltrigen Person *(aus Einheit 2)* • Schwungtuch, Bälle, Eimer	

Fallbeispiel: Anna, 15 J.

„Normal? Ich habe keine Ahnung, wieviel Sport normal ist. Ich habe Leistungssport gemacht, seit ich neun bin, und fünfmal die Woche bis zu drei Stunden geturnt. Als ich in die Pubertät kam, bin ich so schleichend in die Essstörung gerutscht, habe angefangen zu erbrechen. Dennoch habe ich es nicht geschafft, meinen kindlichen Körper zu behalten. Da habe ich irgendwann begonnen, zusätzlich zum Training auch noch zuhause Workouts zu machen. Ich wollte wenigstens muskulös sein, wenn ich schon nicht mehr dünn sein konnte. Aktuell überlege ich mit meinem Therapeuten, ob es eine gute Idee ist, nach der Klinik mit dem Leistungssport weiterzumachen oder ob ich meinen Traum von den deutschen Meisterschaften aufgebe.

Es würde mir helfen, einen Anhaltspunkt für gesundes Sport- und Bewegungsverhalten zu haben, an dem ich mich nach der Klinik orientieren kann."

Besprechung der Therapieziele

Kurze Abfrage bezüglich des Therapieziels und seiner Umsetzung. Die Patienten sollten dafür auf das Arbeitsblatt 2: Meine Therapieziele zurückgreifen, auf dem sie in der letzten Sitzung ihr Ziel notiert hatten.

Fragen an die Patienten

- *Was hatten Sie sich als Therapieziel bis zu dieser Stunde vorgenommen?*
- *Wie verlief die Umsetzung?*

Unterscheidung zwanghaftes vs. gesundes Bewegungsverhalten und Normfindung bzgl. eines gesunden Maßes an Bewegung

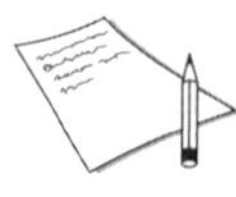

Arbeitsblatt 5: Interview mit einer gesunden gleichaltrigen Person

Ziel von AGB und der damit verbundenen Expositionen ist der Wiederaufbau eines gesunden Sport- und Bewegungsverhaltens. Viele Patienten schildern jedoch, dass sie nicht mehr einschätzen können, was ein „normales" Pensum darstellt. Vor diesem Hintergrund sollen mithilfe der geführten Interviews mit gesunden gleichaltrigen Menschen (Arbeitsblatt 5) Anhaltspunkte für den Unterschied zwischen gesundem und zwanghaftem Bewegungsverhalten herausgearbeitet werden und eine gemeinsame Normfindung bzgl. eines gesunden Sport- und Bewegungsverhaltens erfolgen.

Die Gegenüberstellung der Antworten der Interviewpartner und der Patienten findet am Flipchart statt.

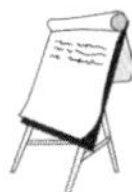

Gesundes vs. zwanghaftes Bewegungsverhalten

Tabelle 3 fasst häufige Antworten zusammen, ist jedoch nicht als abschließend zu betrachten.

Tabelle 3: Besprechung des Interviews mit einer gesunden gleichaltrigen Person (Arbeitsblatt 3)

Interviewfrage	Gesundes Bewegungsverhalten	Zwanghaftes Bewegungsverhalten
1. Welche Sportarten übst du regelmäßig aus?	• Häufig Team-/Partnersportarten • Vielfältige, auch ungewöhnliche Sportarten inkl. Kraft- und Ausdauersportarten • Entspannungssportarten • Spazierengehen wird nicht als Sport betrachtet.	• Hauptsächlich kalorienverbrennende Ausdauersportarten und Kraftübungen: Walken, Joggen, Schwimmen, Radfahren, Sit-ups, Seilspringen, Kniebeugen, Liegestütze usw. • Zweckentfremdung von Alltagsaktivitäten, d.h. hochfrequente und intensive Hausarbeit, gezieltes Treppensteigen, ständiges Spazierengehen, häufiges Stehen
Allein oder im Team?	Ausführung: • Häufig in Teams oder mit einem Partner • Genussvolle Ausübung inkl. Wahrnehmung der (sozialen) Umgebung • Regelmäßige Pausen bzw. kurze Unterhaltungen • Abwechslung zwischen verschiedenen Sportarten • Zeitlich begrenzt zu Kurs- und Trainingszeiten • Flexible Dauer, Häufigkeit, Abfolge und flexibles Tempo, d.h. entsprechend zeitlicher Möglichkeiten, „Lust und Laune“, körperlicher Verfassung, Wetter usw. • Ausübung zeitlich unabhängig von Mahlzeiten und Kalorienverbrauch → **Normfindung:** Freiwillige, flexible, zeitlich begrenzte Ausübung in Gemeinschaft	Ausführung: • Meist alleine • Bewegung wird „extra intensiv“ gestaltet durch festes Auftreten und rasches Tempo beim Gehen, Gehen aus der Hüfte, zusätzlichen „Schwung“ beim Gehen durch starke Armbewegungen • Heimliche Ausübung • Auf Bewegung fokussierte Ausübung, „roboterartig“ • Konstantes, rasches Tempo • Angespannte, hektische Ausübung • Keine Pausen • Monotone Abfolge der immer gleichen Strecken/Übungen • Keine klaren Grenzen zwischen Bewegungszeiten und bewegungsfreier Zeit • Festes Pensum, das absolviert werden „muss“ bzw. „so viel Bewegung wie möglich“ unabhängig von körperlicher Verfassung, Wetter, zeitlicher Möglichkeiten usw. • Zeitpunkt häufig in zeitlichem Zusammenhang mit Mahlzeiten stehend → Ritualisierte und zwanghafte Ausübung → Anstieg von Angst und Anspannung bei Nichtausführung → Vernachlässigung anderer Aktivitäten zugunsten des zu absolvierenden Pensums → Selbstschädigende Häufigkeit/Intensität/Dauer

Tabelle 3: Fortsetzung

Interviewfrage	Gesundes Bewegungsverhalten	Zwanghaftes Bewegungsverhalten
2. Wie häufig und wie lange treibst du pro Woche Sport? **3. Gibt es Tage, an denen du keinen Sport machst? Gibt es Tage, an denen du dich kaum bewegst?**	• Im Durchschnitt werden 2- bis 3-mal pro Woche für 1–1,5 Stunden angegeben • Regelmäßig wird auch „Ich mache gar keinen Sport." rückgemeldet • Jede Woche gibt es Tage ohne Sport • Empfehlung der World Health Organization (WHO, 2010), deren Hintergrund die Tatsache ist, dass sich die meisten Menschen zu wenig bewegen: – Kinder und Jugendliche (5–17 Jahre): Mind. 60 Min. körperliche Aktivität mittlerer bis hoher Intensität pro Tag. – Erwachsene (ab 18 Jahren): Mind. 150 Min. körperliche Aktivität mittlerer Intensität pro Woche. → **Normfindung:** 2- bis 3-mal pro Woche für 1 h, regelmäßig sportfreie Tage	• Jeden Tag für mehrere Stunden • Es gibt keine Tage ohne Sport bzw. nur mit schlechtem Gewissen und kompensatorischem Verhalten an den folgenden Tagen.
4. Wie häufig und wie lange gehst du pro Woche spazieren?	Kein Spazierengehen oder gelegentlich im sozialen Kontext (Sonntagsspaziergang mit der Familie)	„Ständiges" Spazierengehen
5. Warum machst du Sport? **Welche Folgen hat der Sport für deine Gesundheit, deine Stimmung und deine Kontakte mit Gleichaltrigen?**	• Körperliches und psychisches Wohlbefinden: Spaß, Zufriedenheit, Ausgeglichenheit, „ausgepowert sein", steigende Selbstsicherheit • „Adrenalinschub", „Flow-Erleben" • Aufbau/Verbesserung von Kraft und Ausdauer • Sozialer Aspekt: Team/Freunde treffen, neue Menschen kennenlernen • Gewicht halten bzw. Gewichtsabnahme • Bodyforming, d.h. für eine „gute Figur" • Körperliche Fitness (Ausdauer, Kraft) für den Alltag aufbauen und beibehalten, „fit bleiben" • Gesundheit/Prävention • Beruf, z.B. als Fitnesstrainer • Ausgleich zu Arbeit/Schule, „Kopf durchpusten", Stress abbauen, „abschalten" • Ärger loswerden • Bedürfnis nach Bewegung und/oder frischer Luft • Verbesserung des Körpergefühls	• Gewichtsabnahme/Kalorien verbrennen • Emotionsregulation: „weglaufen" vor/verdrängen von unangenehmen Gefühlen/Problemen/Stress • Abbau von körperlicher Anspannung • Verbesserung des Körpergefühls • Steigerung des Selbstwertgefühls • Verminderung des Hungergefühls, Verhinderung oder Kompensation von Heißhungerattacken • Selbstbestrafung • Sich die nächste Mahlzeit „verdienen" bzw. „erlauben können", „Weglaufen" von stattgefundenen Mahlzeiten, Reduktion des schlechten Gewissens nach Mahlzeiten • Erlaubnis für Pause/Entspannung, sich Erholung „verdienen" • Automatismus/Zwang: tägliches Pensum muss erfüllt werden • Spüren des eigenen Körpers • „Gezielter" Muskelaufbau • Aufbau von Kraft und Ausdauer, „fit bleiben" • Zeitvertreib, Beschäftigung • Selbstdisziplin/Selbstkontrolle: sich und anderen Stärke beweisen, Ziele erreichen • Körpermasse besser „verteilen", Bodyforming • Lob/Anerkennung • Etwas leisten; Beweis, mehr leisten zu können als andere • Nicht faul sein, aktiv sein • Selbstbild als „sportlich" erfüllen

Tabelle 3: Fortsetzung

Interviewfrage	Gesundes Bewegungsverhalten	Zwanghaftes Bewegungsverhalten
6. Was machst du nach dem Essen?	• Fernsehen, E-Mails lesen, im Internet surfen, „chillen“, telefonieren, lesen, sich unterhalten • Hausaufgaben, lernen, weiterarbeiten • Tee/Kaffee trinken • Schlafen/dösen, auf das Sofa legen • „Verdauungsspaziergang“ • Aufräumen, abspülen	• Spazierengehen, walken, joggen • Treppen steigen • Im Stehen/Gehen lesen/telefonieren • Aufräumen, abspülen
7. Was machst du, wenn es dir einmal schlecht geht, d.h. du traurig bist, Angst hast etc.?	• Weinen • Musik hören/machen, kreativ sein • Mit Freunden/Familie reden/telefonieren • Schokolade essen • Sich zurückziehen	• Aktiv werden: spazieren gehen, joggen, sich „auspowern“ • Weinen • Nichts essen • Musik hören

Erleben einer spielerischen Bewegungseinheit

Zur Auflockerung bietet sich eine spielerische Bewegungseinheit an. Diese kann frei variiert werden, der Fokus soll jedoch auf Spaß und Kooperation liegen. Deshalb schlagen wir z.B. Übungen mit dem Schwungtuch oder Badminton vor.

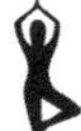

Spielerische Übungen mit dem Schwungtuch

Übungsanleitung

- Alle Patienten stehen im Kreis und halten das Schwungtuch. Eventuell auf Musik das Schwungtuch langsam und schnell in Bewegung bringen, im Kreis gehen (vorwärts, rückwärts, seitwärts), einfache Aerobicschritte ausführen (z.B. Ferse im Wechsel vorne aufsetzten, Kick mit der Fußspitze ans Schwungtuch).
- Dann einen Ball im Schwungtuch halten, hochspringen lassen, auf der Außenbahn im Kreis rollen lassen.
- Spiel: Ein Eimer und ein Ball befinden sich auf dem Tuch. Durch Bewegen des Tuchs versuchen, den Ball in den Eimer zu befördern.
- Das Schwungtuch durch langsame, große Bewegungen auf und ab bewegen. Der Gruppenleiter ruft den Namen eines Patienten und tauscht mit diesem unter dem Tuch hindurch die Plätze. Dann ruft dieser Patient einen Namen und tauscht wiederum seinen Platz usw.
- Der Gruppenleiter zählt die Patienten bis drei durch, sodass jedem Patienten eine Zahl zugeordnet ist. Der Gruppenleiter ruft eine Zahl (1, 2 oder 3) und die jeweiligen Patienten wechseln die Plätze.

Reflexion/Transfer

Bei der spielerischen Übung mit dem Schwungtuch können die Patienten Spaß und Kooperation erleben: Jeder ist für das Gelingen der Aufgaben mit verantwortlich, jeder wird gebraucht.

Festlegung von Therapiezielen

Die Patienten werden gebeten, ein neues Therapieziel bis zur folgenden Therapieeinheit festzulegen, das auf dem *Arbeitsblatt 2: Meine Therapieziele* eingetragen wird.

Frage an die Patienten

Welches Ziel nehmen Sie sich bis zur nächsten Stunde vor, um Ihr zwanghaftes Bewegungsverhalten zu reduzieren?

5.5 Therapieeinheit 5: „Märchen und Fakten“

Motto	
Wahr oder falsch, das ist hier die Frage …	
Ziele	
• Kognitive Umstrukturierung dysfunktionaler Kognitionen zu zwanghaftem Bewegungsverhalten • Auseinandersetzung mit verschiedenen Körperstrukturen • Erleben einer Spielsportart in der Gruppe	
Psychotherapeutische Inhalte	**Bewegungstherapeutische Inhalte**
• Identifikation von dysfunktionalen Annahmen und Gedanken, die dem zwanghaften Bewegungsverhalten zugrunde liegen („Märchen und Fakten“) • Psychoedukation zu und Diskussion dieser Annahmen und Gedanken	• Körperwahrnehmungsübung: Körperstrukturen • Badminton-Rundlauf
Material	
• Arbeitsblatt 2: Meine Therapieziele *(aus Einheit 1)* • Arbeitsblatt 7: Märchen und Fakten • Matten, Badmintonschläger und -bälle	

Fallbeispiel: Lena, 30 J.

„Ich habe hart für diesen Körper gearbeitet. Nun habe ich verstanden, dass das mit den Abführmitteln über viele Jahre keine so gute Idee war, meine Verdauung funktioniert ja immer noch nicht wieder richtig. Aber ich möchte definitiv nicht wieder schwabbelig und fett werden. Und dafür ist es nun mal wichtig, täglich Sport zu treiben, weil das Essen sonst gleich ansetzt und sich die Muskeln abbauen. Außerdem habe ich immer noch Fettpolster am Bauch, die sollen auch noch weg. Ich habe in meiner Fitness-App gelesen, dass 100 Sit-ups pro Tag die besten Resultate bringen für einen Sixpack.“

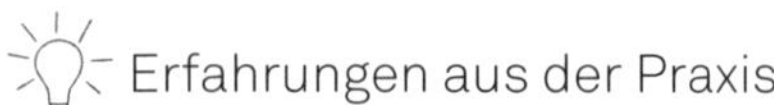

Gerade diese Therapieeinheit sollte falls möglich von einem Sport- und Bewegungstherapeuten und einem Arzt oder Psychologe gemeinsam geleitet werden.

Bereiten Sie sich darauf vor, dass Sie nicht alle Fragen, die von den Patienten gestellt werden, sofort beantworten zu können – es werden oft so spezifische Fragen gestellt, dass auch erfahrene Gruppenleiter die Antwort auf die nächste Stunde verschieben und in der Zwischenzeit nachschlagen müssen.

Besprechung der Therapieziele

Kurze Abfrage bezüglich des Therapieziels und seiner Umsetzung. Die Patienten sollten dafür auf das *Arbeitsblatt 2: Meine Therapieziele* zurückgreifen, auf dem sie in der letzten Sitzung ihr Ziel notiert hatten.

Fragen an die Patienten

- *Was hatten Sie sich als Therapieziel bis zu dieser Stunde vorgenommen?*
- *Wie verlief die Umsetzung?*

Kognitive Umstrukturierung dysfunktionaler Kognitionen zu zwanghaftem Bewegungsverhalten

Die Patienten werden gebeten, sich die auf Arbeitsblatt 7 aufgeführten Aussagen durchzulesen und spontan drei Aussagen anzukreuzen, die ihrem zwanghaften Bewegungsverhalten stark zugrunde liegen.

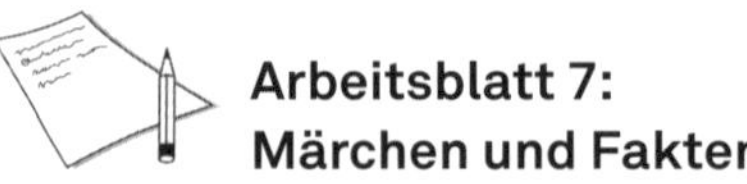

Hier hat es sich als sinnvoll erwiesen, anzumerken, dass es sich nicht um von Therapeuten gesammelte

Aussagen handelt, sondern dass diese Aussagen von ehemaligen Patienten stammen, die ebenfalls unter einer Essstörung und zwanghaftem Bewegungsverhalten litten.

Im Anschluss werden die angekreuzten Aussagen am Flipchart gesammelt.

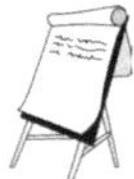

Märchen und Fakten

Beim Sammeln am Flipchart können auch zusätzliche Annahmen, die nicht auf Arbeitsblatt 7 aufgeführt sind, von den Patienten jedoch als relevant geschildert werden, mit aufgenommen werden.

Es hat sich gezeigt, dass es nicht realistisch ist, mehr als fünf bis acht Aussagen in einer Therapieeinheit zu thematisieren. Deshalb werden die Aussagen, die am häufigsten von den Patienten angekreuzt wurden, zuerst hinterfragt.

1) Wenn ich mich hinsetze oder hinlege, wandeln sich meine Muskeln sofort in Fettmasse um und ich werde schwabbelig und fett – durch Training kann ich das Gegenteil bewirken.

Das ist falsch.

Richtig ist Folgendes[2]:

- Fett und Muskulatur sind zwei verschiedene Gewebsarten. Der unmittelbare „Umbau“ von Fett- in Muskelmasse ist somit nicht möglich.
- Im Normalgewichtsbereich wird nur bei völliger Ruhigstellung über längere Zeit (z. B. Gips) Muskulatur abgebaut (Muskelatrophie).
- Durch Training wird bei ausreichender Ernährung Muskelmasse aufgebaut, dieser „Trainingseffekt“ ist aber erst ab ca. einem BMI von 18 kg/m^2 möglich. Im Untergewichtsbereich wird bei nicht ausreichender Ernährung bei körperlicher Betätigung aufgrund der katabolen (= abbauenden) Stoffwechsellage dagegen Muskulatur abgebaut.

2) Wenn ich mich nicht bewege, bin ich faul, nutzlos, wertlos.

Dies ist eine Aussage, die nicht mit Fakten zu belegen und damit nicht eindeutig als richtig oder falsch zu beantworten ist.

Hilfreiche Fragen an die Patienten

- *Haben Sie Freunde, die keinen Sport machen?*
- *Betrachten Sie diese auch als faul, nutzlos oder wertlos?*
- *Heißt das, dass alle gehbehinderten Menschen faul, nutzlos oder wertlos sind?*

Hierauf werden häufig zwei Antworten genannt:

1. Behinderte/kranke Menschen haben ja eine „Entschuldigung“.
2. Für andere Menschen gilt das nicht, das gilt nur für mich.

Relevant ist hier, dass viele der Patienten sich lediglich über ihre Fähigkeit zu hungern und ihr zwanghaftes Bewegungsverhalten und die damit verbundene vermeintliche „Leistung“ definieren.

Es gibt zwei Übungen, die an dieser Stelle gut eingesetzt werden können.

Übung 1: Gerichtsverhandlung

Die Patienten werden in zwei Gruppen eingeteilt: Eine Gruppe sammelt Pro-Argumente, die andere Gruppe sammelt Kontra-Argumente zu der Aussage „Wenn ich mich nicht bewege, bin ich faul, wertlos und nutzlos.“ Im Anschluss darf ein Patient, der sich mit der Aussage besonders identifiziert, die Gerichtsverhandlung als unabhängiger „Richter“ von außen anhören, während die Patienten anhand der gesammelten Argumente für bzw. gegen diese Aussage argumentieren. Ziel ist es, dass eine möglichst lebendige Diskussion entsteht, bei der beide Gruppen auch auf die Argumente der „Gegenpartei“ eingehen. Am Ende darf der Richter ein Urteil fällen, je nachdem, welche Seite ihn mehr überzeugt hat.

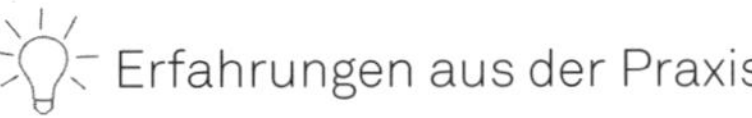

Sind Ihr Patient oder einige Patienten Ihrer Gruppe sehr ambivalent, sollte hier betont werden, dass es sich bei Annahmen zum Selbstwert meist um sehr tiefgehende Überzeugungen handelt, die nicht mittels einer Übung modifiziert werden können. Ziel ist es daher zunächst „nur“, ein bis zwei Kontra-Argumente „mitzunehmen“, die der Patient für sich als spürbar „richtig/zutreffend“ empfindet.

2 www.gesundheits-lexikon.com (Stichwort Sport: Leistungssport - Energiestoffwechsel) www.ernaehrung.de/tipps/sport/sportbegriff-muskulatur-energiegewinnung.php

Übung 2: Quellen des Selbstwerts

Jeder Patient bekommt ein Karteikärtchen auf den Rücken geklebt. Im Anschluss schreiben die Patienten sich gegenseitig auf die Kärtchen, was sie am anderen mögen, was ihn auszeichnet oder was ihn liebenswert macht.

Ziel dieser Übung ist es, den Patienten ins Gedächtnis zu rufen, was sie neben ihrem zwanghaften Bewegungsverhalten ausmacht.

Mit dieser Übung kann diese Therapieeinheit auch gut abgerundet werden, da die meisten Patienten den Raum dann mit einem Lächeln verlassen.

3) Im Untergewichtsbereich schaffe ich es durch ausreichend Sport, hauptsächlich an Muskelmasse zuzunehmen.

Das ist falsch.

Richtig ist Folgendes:

- Der Ablauf der Gewichtszunahme bei Patienten mit Anorexia nervosa folgt einem festgelegten physiologischen Programm (Mayer et al., 2009):
  - Zunächst wird intrazelluläre Masse (intrazelluläres Wasser, Volumen der Zellstrukturen z. B. von Organ- und Stützgewebe und Muskelzellen) der Organe wiederaufgebaut.
  - Aufgrund des bei Anorexia nervosa bestehenden Hypercortisolismus wird zeitgleich abdominelles Fett aufgebaut: Der Hungerzustand signalisiert einen Stresszustand, sodass das Stresshormon Cortisol ausgeschüttet wird, das katabole Stoffwechselvorgänge zur Energiebereitstellung aktiviert. In diesem Stresszustand wird abdominelles Fett als Speicherfett aufgebaut, da dies eine schnell mobilisierbare Energiereserve darstellt. Durch die Zunahme der Organmasse und des abdominellen Fettgewebes kann die anfangs häufig überproportionale Zunahme des Bauchumfangs erklärt werden. Mit einer Normalisierung des Cortisolspiegels findet eine Umverteilung des abdominellen Fetts statt.
  - Erst ab einem BMI von 18 kg/m^2 ist ein „Trainingseffekt“ möglich, d.h., dass bei ausreichender Ernährung in relevantem Ausmaß Muskelmasse (Hypertrophie der Muskelzellen) aufgebaut und trainiert wird.
  - Subkutanes Fett, das für weibliche Formen verantwortlich ist, wird erst ab einem BMI von ca. 20–21 kg/m^2 ausgebildet.
- Der Körper ist darauf bedacht, ein bestimmtes Verhältnis von Muskel- und Fettmasse zu erreichen (Gallagher et al., 2000; vgl. Abb. 5).
- Die individuelle Verteilung von Fett- und Muskelmasse ist großteils genetisch determiniert (White & Tchoukalova, 2014; Fox et al., 2012).
- Wissenschaftliche Studien konnten zeigen, dass Patienten mit zwanghaftem Bewegungsverhalten im Vergleich zu Patienten ohne zwanghaftes Bewegungsverhalten überproportional viel Fettmasse zunehmen (Kostrzewa et al., 2013).
- Ein Krafttraining bei anorektischen Patienten in der Gewichtszunahmephase führt nicht zu einer stärkeren Zunahme von Muskelmasse im Vergleich zu anorektischen Patienten, die kein Krafttraining absolviert haben. Beide Gruppen bauen im selben Umfang Fett- und Muskelmasse auf (Alexandridis, Probst & Van Coppenrolle, 1995).

	Körperfett				Körperwasser	Muskelanteil
Frauen	niedrig	normal	hoch	sehr hoch	normal	normal
20–39 Jahre	unter 21 %	21–33 %	33–39 %	über 39 %	56 %	33–39 %
40–59 Jahre	unter 23 %	23–34 %	34–40 %	über 40 %	52 %	31–34 %
60–79 Jahre	unter 24 %	24–36 %	36–42 %	über 42 %	50 %	28–32 %
Männer	niedrig	normal	hoch	sehr hoch	normal	normal
20–39 Jahre	unter 8 %	8–20 %	20–25 %	über 25 %	62 %	42–52 %
40–59 Jahre	unter 11 %	11–22 %	22–28 %	über 28 %	60 %	40–48 %
60–79 Jahre	unter 13 %	13–25 %	25–30 %	über 30 %	58 %	38–46 %

Abbildung 5: Verteilung von Körperfett, Körperwasser und Muskelanteil bei Frauen und Männern (nach Gallagher et al., 2000)

4) Sport ist gesund und wird auch von gesunden Menschen ausgeübt.

Das ist richtig, wenn die Bewegung den körperlichen Zustand angemessen ist und in einem angemessenen Umfang ausgeübt wird.

Hier ist es wichtig, die Unterschiede zwischen Sport und zwanghaftem Bewegungsverhalten deutlich zu machen (s. Kasten):

- Diese Aussage ist für gesunde Menschen – hier ist es relevant nochmals darauf hinzuweisen, dass Patienten mit Essstörung an einer schweren psychischen Erkrankung mit körperlichen Folgen leiden und somit nicht gesund sind – vollkommen richtig, wenn man hierbei das Maß nicht aus den Augen verliert. Positive Effekte von Sport sind (Techniker Krankenkasse, 2015; www.internisten-im-netz.de → Stichworte: Sport, Training):
  - Cortisollevel ↓
  - Serotoninlevel ↑
  - Herzmuskel wird trainiert, dadurch verbessert sich die Pumpfunktion des Herzens (höheres Schlagvolumen), was zu niedrigerem Ruhepuls führt
  - Konzentration des HDL-Cholesterins im Blut ↑
  - Blutdruck ↓
  - Hämoglobinspiegel ↑, dadurch erhöhter Sauerstofftransport
  - Stärkung des Immunsystems
  - Durchblutung ↑
  - Kräftigung der Muskulatur
  - Verbesserung des Schlafs
- Bewegungsunruhe im Rahmen des zwanghaften Bewegungsverhaltens ist keine gesunde Bewegungsform und man kann laut Definition auch nicht von Sport sprechen.
- Durch exzessives Sporttreiben im Rahmen des zwanghaften Bewegungsverhaltens können Patienten gesundheitliche Schäden davontragen.

Definition Sport

Während sich „körperliche Aktivität" (physical activity) als Oberbegriff auf jede körperliche Bewegung bezieht, die durch die Skelettmuskulatur bedingt wird und den Energieverbrauch über den Grundumsatz anhebt, bezeichnet „Sport" eine historisch-kulturell definierte Untergruppe von „körperlicher Aktivität", für die traditionell insbesondere körperliche Leistung, Wettkampf und Spaß an der Bewegung typisch sind.

(Rütten, Abu-Omar, Lampert & Ziese, 2005)

Definition zwanghaftes Bewegungsverhalten

Es existiert bisher keine Konsensus-Definition, jedoch wurde von unserer Arbeitsgruppe eine Definition vorgeschlagen (vgl. Kap. 2.1.3; Dittmer, Jacobi & Voderholzer, 2018).

- Damit Sport gesund ist, sind eine bedarfsgerechte Ernährung und ausreichende Pausen zwischen den Bewegungseinheiten essenziell. Das Prinzip der Superkompensation erklärt die Wirkung von Training und warum ein gesunder Trainingszyklus Pausen als Voraussetzung für eine Leistungssteigerung beinhaltet (vgl. Abb. 6).

Körperliche Belastung führt dazu, dass das Herz schneller schlägt, um den Körper ausreichend mit Sauerstoff zu versorgen und Nährstoffe zu den Muskeln zu transportieren. Die Muskeln verwerten Fette und Kohlenhydrate zusammen mit Sauerstoff. Mit

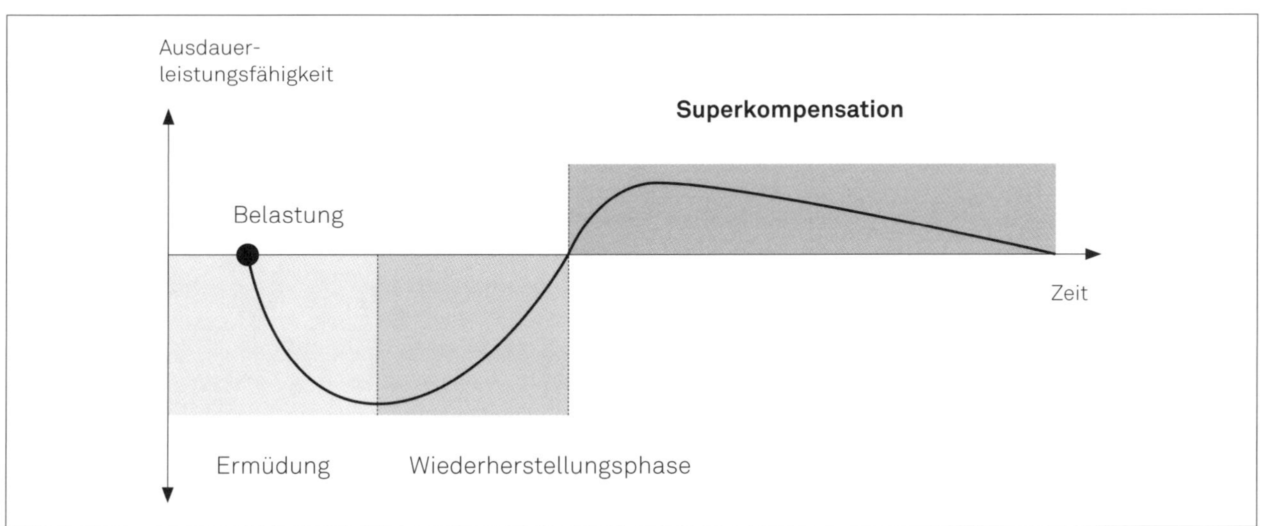

Abbildung 6: Das Prinzip der Superkompensation (nach Marquardt, 2008)

zunehmender Belastungsdauer werden die Energiespeicher immer leerer und die Muskeln zunehmend erschöpft. Man ermüdet, der Körper verliert Flüssigkeit; Knochen, Sehnen und Bänder werden beansprucht.

Nach Beendigung des Trainings beginnt die Regeneration. Der Körper beginnt mit der „Reparatur". Die Energiespeicher werden mit dem nächsten Essen wieder aufgefüllt, der Wasserhaushalt durch ein entsprechendes Getränk ausgeglichen und die Muskulatur erholt sich allmählich. Der Körper stellt den ursprünglichen Leistungszustand wieder her, nur in besserer Qualität. Er gleicht die Ermüdung nicht nur aus, sondern kompensiert sie über das vorige Maß hinaus. Dieses Prinzip nennt man Superkompensation (um für das nächste Training besser „gewappnet" zu sein).

Daher sind eine ausreichende Regenerationszeit und Pausen zwischen den Trainingseinheiten unerlässlich für eine Leistungssteigerung und Gesunderhaltung des Körpers.

Ebenso wichtig für ein gesundes und effektives Sporttreiben ist die richtige Intensität der Trainingsreize. Kurz zusammengefasst zeigt Abbildung 7, dass geringe und moderate Trainingsreize gewisse Effekte haben, günstige und optimale Reize zu einer Verbesserung führen und zu intensive Reize eine Leistungsminderung sowie Verletzungen und Schäden verursachen können.

5) Durch Sport bin ich ausgeglichener und zufriedener mit mir selbst und meinem Körper.

Das ist bei gesunden Menschen für Sport in gesundem Ausmaß richtig.

Es ist wichtig, die folgenden Unterschiede zu beachten:

- Bei gesunden Menschen ist Sport zum Ausgleich geeignet. Der Körper reagiert auf Belastungen wie in Urzeiten: Stresshormone werden ausgeschüttet. Puls und Blutdruck steigen, ebenso die Muskelspannung, Blutfett- und Blutzuckerwerte. So wird Energie für Kampf oder Flucht bereitgestellt. Folgt daraufhin eine Entspannungsphase, kann der Körper sich wieder ausbalancieren.
  Bestehen Belastungen über längere Zeit produziert der Körper ununterbrochen Stresshormone wie Adrenalin und Cortisol, es gibt kaum noch Entspannungszeiten. Auf die Dauer führt dies dazu, dass unter ständiger Anspannung der Blutdruck steigt, der Schlaf nicht mehr erholsam ist und ständig ein Gefühl der Erschöpfung vorherrscht.
  Unser Körper ist in der Lage, Stresshormone durch Bewegung abzubauen (Techniker Krankenkasse, 2015): Durch Sport normalisiert sich der Cortisolspiegel. Zusätzlich schüttet der Körper Endorphine aus, die Wohlgefühl erzeugen. Wichtig ist, dass der Sport nicht zu fordernd ist, da der Körper sonst dazu verleitet wird, weitere Stresshormone aufstatt abzubauen. Schlägt der Sport also in körperlichen Stress um, wird das Ziel verfehlt und im Ge-

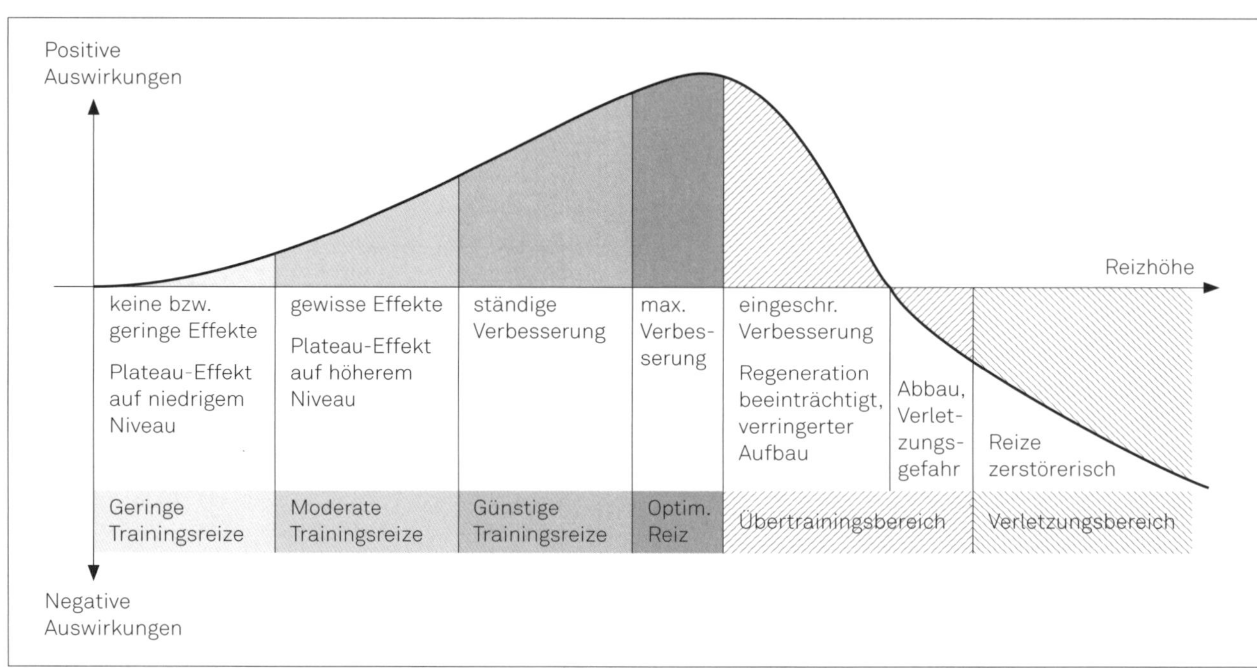

Abbildung 7: Unterschiedliche Reizhöhe und deren Auswirkungen (nach Marquardt, 2008)

genteil die im Körper vorhandenen Stresshormone noch erhöht. Bei Stressabbau durch Sport gilt folglich: Weniger ist mehr.
Auch die Arbeit an der körperlichen Fitness und die gegebenenfalls daraus resultierende Verbesserung der Figur (Bodyforming) sowie Leistungssteigerung sind als Faktoren zur Steigerung der Körper- und Selbstakzeptanz bei gesunden Menschen anerkannt. Die soziale Komponente des Sports spielt häufig auch eine große Rolle, die zum Ausgleich beiträgt.

- Patienten mit Essstörung berichten häufig, dass sich der Effekt der Bewegung „abnutzt“ („Toleranzentwicklung“): Führte das zwanghafte Bewegungsverhalten zu Beginn kurzfristig noch zu einer deutlichen Spannungsreduktion, wird dieser Effekt mit der Zeit immer kleiner, bzw. es wird immer mehr Bewegung benötigt, um den erwünschten Effekt zu erzielen. Auch eine Verbesserung der Selbst- und Körperakzeptanz wird häufig nicht mehr erzielt, da Patienten bei zunehmenden negativen Folgen des zwanghaften Bewegungsverhaltens oft vergeblich beginnen, Widerstand zu leisten, und realisieren, dass sie die Kontrolle über ihr Bewegungsverhalten verloren haben.

6) Ich muss ganz viele Sit-ups machen, um einen schönen Bauch zu bekommen.

Das ist falsch.

Richtig ist Folgendes:

- Gezieltes Bauchmuskeltraining stärkt zwar die Bauchmuskulatur, führt jedoch nicht allein zu einen „schönen“ Bauch. Voraussetzung für einen definierten Bauch ist ein niedriger Körperfettanteil. Es ist nicht möglich, gezielt an einer bestimmten Stelle abzunehmen. Um am Bauch abzunehmen, ist es notwendig, den Körperfettanteil insgesamt zu senken. Durch Training werden Fettreserven am ganzen Körper abgebaut, d.h. gezieltes Bauch-Beine-Po-Training führt in der Regel nicht dazu, dass auch genau dort Fett abgebaut wird, sondern bewirkt, dass der allgemeine Körperfettanteil sinkt (Kissner, 2020).
- „Richtiges Bauchmuskeltraining“ bedeutet, ein effektives Training für den ganzen Körper inklusive regelmäßiger Erholungsphasen zu absolvieren, anstatt täglich hunderte von Sit-ups zu machen.
- Ein weiterer Faktor für die „Bauchform“ liegt in der individuellen Anatomie jeder einzelnen Person: So ist die „Bauchform“ zusätzlich z.B. auf die Rippen- oder Hüftbeckenbreite zurückzuführen.
- Ein „schöner“ Bauch hängt auch mit der Körperhaltung zusammen. Hierfür ist es notwendig, die Brustwirbelsäule und das Becken aufzurichten (je mehr man im sog. Hohlkreuz steht, umso stärker wölbt sich der Bauch nach vorne).
- Es ist individuell festgelegt, an welchen Stellen und in welcher Reihenfolge der Körper Fett speichert bzw. er es während einer Diät wieder verliert, d.h. in welcher Reihenfolge er Fettdepots auf- und abbaut: Bei Frauen verschwindet häufig das Fett am Oberkörper schneller als an Hüften und Po (Blaak, 2001; Kuk & Ross, 2009).
- V.a. bei Frauen wird auch von den Genen beeinflusst, ob sich Körperfett eher am Bauch oder an den Hüften sammelt (Heid et al., 2010).
- Es besteht in verschiedenen Kulturen eine sehr individuelle Definition von einem „schönen“ Bauch (Vergleich: Schönheitsideal im Wandel der Zeit in Europa).

7) Ich sollte jeden Tag draußen spazieren gehen, weil es gesund ist.

Das ist falsch.

Richtig ist Folgendes:
Die WHO empfiehlt regelmäßige Bewegung, aber auch diese Empfehlung sieht keine tägliche Bewegung an der frischen Luft vor (WHO, 2010).

- Frische Luft bedeutet Klimareize (Kalt-Warm-Wechsel), die das Immunsystem stärken. Durch Sonnenlicht wird auch die Bildung von Vitamin D gefördert (Berufsverband der Kinder- und Jugendärzte e.V., 2010). Hierfür ist jedoch kein Spaziergang notwendig.
- Bei Patienten mit Essstörung und zwanghaftem Bewegungsverhalten handelt es sich bei dem Gesundheitsaspekt meist um eine vorgeschobene Begründung für das eigene Verhalten – die Gesundheit spielt meist keine wirkliche Rolle.
- Bei Patienten mit zwanghaftem Bewegungsverhalten können sich die meist sehr langen Spaziergänge negativ auf den Körper auswirken (s. Punkt 11).

8) Mit anderen „spazieren gehen“ zählt nicht zu meinem Pensum, denn nur Gehen nach meinen eigenen Regeln (Dauer, Tempo, Strecke, keine Pause) ist effektiv.

Das ist falsch.

Richtig ist Folgendes:

- Das typische „Spazierengehen“ von Patienten mit Essstörung kann eher als Walking bezeichnet werden, mit dem bei Gesunden ein Trainingseffekt erzielt werden kann. Aber: Im Untergewichtsbereich hat keine Form des „Trainings“ einen „Effekt“ (s. Punkt 3).

- Das „zwanghafte“ Einhalten von Regeln, wie z.B. eine bestimmte Strecke, die abgelaufen werden muss, oder Kurven, die „ausgegangen“ werden müssen, hat tatsächlich keinerlei Einfluss/„Effekt“ auf den Kalorienverbrauch.

Frage an die Patienten

Gehen junge Menschen in Ihrem Alter überhaupt spazieren?

Hier ist die Botschaft wichtig, dass Spazierengehen keine alterstypische Bewegungsform für junge Menschen darstellt. Langfristiges Ziel sollte sein, im Normalgewicht eine echte Sportart auszuüben und das Spazierengehen/Walking in der aktuellen Form aufzugeben und wieder auf typische Situationen (z.B. Familienfeiern, Besuch bei der Oma, Dates) zu beschränken.

Fragen an die Patienten

- *Wofür gehen gesunde Menschen spazieren?*
- *Was ist Ihre Motivation, spazieren zu gehen? Wofür ist das Spazierengehen in Ihren Augen „effektiv“?*

Gesunde, meist ältere Menschen gehen häufig spazieren, um sich überhaupt zu bewegen.

Patienten mit Essstörung dagegen nennen hier meist Kalorienverbrauch und Gewichtskontrolle als Hauptmotivation. Sicher verbrauchen Patienten bei höherem Tempo und/oder längerer Dauer mehr Kalorien, allerdings stellt es ja einen der ersten wesentlichen Schritte einer Essstörungsbehandlung dar, keine kompensatorischen Maßnahmen mehr zu ergreifen und eine Gewichtszunahme (bei Anorexie-Patienten) bzw. das Erreichen des Set-points (bei Bulimie-Patienten) zuzulassen. „Effektiv“ ist das „Spazierengehen“ also nur i.S. einer Aufrechterhaltung der Essstörung.

9) Wenn ich abnehme, nehme ich Fett ab und keine Muskeln.

Das ist falsch.

Richtig ist Folgendes:
Eine Gewichtsabnahme läuft wie folgt ab (Biesalski, Pirlich, Bischoff & Weimann, 2017): Bei kalorischer Unterversorgung des Organismus entsteht eine katabole Stoffwechsellage, bei der zunächst die Glykogen- und Fettspeicher entleert werden. Bei anhaltendem Katabolismus wird neben Fettgewebe auch Muskulatur und schließlich auch Organmasse (Abnahme des Zellvolumens) abgebaut. Im extremen Untergewicht wird auch Hirnsubstanz (Pseudoatrophie des Gehirns) abgebaut. Baufett, wie z.B. das Fettpolster an der Ferse, wird dagegen erst zuletzt mobilisiert (Funktion: Ermöglichung der „Nahrungssuche“).

10) Ich muss direkt nach dem Essen aktiv sein, um möglichst wenig zuzunehmen.

Das ist falsch.

Richtig ist Folgendes[3]:
- Körperliche Aktivität regt das sympathische Nervensystem an. Dieses beschleunigt z.B. Atmung und Herzschlag, verlangsamt aber die Verdauung: Es werden weniger Magensäfte produziert, die Motilität des Magen-Darm-Trakts wird gehemmt. Zusätzlich steht Blut, das aufgrund der körperlichen Aktivität in der Muskulatur gebraucht wird, für die Verdauung (Magen, Darm) nicht zur Verfügung. Auch dies bewirkt eine Verzögerung oder zumindest Verlangsamung des Verdauungsvorgangs. Die Verdauungsarbeit wird erst in Ruhe wieder angekurbelt.
- Für den Kalorienverbrauch und resultierende Gewichtsabnahme/-zunahme ist letztlich die Energiebilanz ausschlaggebend. Der Zeitpunkt des Essens und der Bewegung spielt dabei keine Rolle.
- Es dauert mindestens 24 Stunden, bis sich gegessenes Fett als Körperfett ablagert, und auch nur dann, wenn es vorher nicht zur Energiegewinnung gebraucht wird.

11) Bewegung ist „harmloses Gegensteuern“.

Das ist falsch.

Richtig ist, dass zwanghaftes Bewegungsverhalten entsprechend der klinischen Erfahrung der Autoren folgende kurz- und mittelfristige negative Folgen haben kann:
- Überlastungsfrakturen (Mittelfuß, Becken), v.a. bei bereits vorhandener Osteoporose,
- dauernde körperliche Erschöpfung und muskuläre Schmerzen, Schwäche, Kreislaufprobleme,
- Schmerzen in Gelenken durch Überbeanspruchung und evtl. Fehlbelastungen,
- Druckstellen (Rötungen bis hin zu offenen Wunden) an Rücken und Füßen,
- direkte Verletzungen infolge von Stürzen, z.B. Hämatome, Schürfwunden, Verstauchungen, Schwellungen,
- Erkältungen, Erfrierungen, Sonnenbrand,
- soziale Isolation,
- Zeitstress, Schlafmangel,
- Konflikte mit nahestehenden Menschen,
- Einschränkung oder Aufgabe von Hobbys.

3 www.sportunterricht.de (Stichwort: Nervensystem und Sport)

Längerfristige negative Folgen des zwanghaften Bewegungsverhaltens sind (Carter, Blackmore, Sutandar-Pinnock & Woodside, 2004; Solenberger, 2001; Strober, Freeman & Morrell, 1997):

- Längere stationäre Aufenthalte,
- höhere Rückfallgefahr,
- Gefahr der Chronifizierung der Essstörung.

12) Wenn ich nicht jeden Tag gleich viel Sport treibe, nehme ich sofort sehr viel zu.

Das ist falsch.

Richtig ist Folgendes (Cuntz & Hillert, 2008): Um zuzunehmen bedarf es einer unausgewogenen Energiebilanz, d.h. es muss mehr Energie aufgenommen als verbraucht werden. Ein „gesunder“ Organismus strebt jedoch nach einer ausgeglichenen Energiebilanz und würde bei Erhöhung des Energieverbrauchs, z.B. durch Sport, das Gefühl von Hunger und Sättigung so beeinflussen, dass vermehrt Energie (Nahrung) aufgenommen wird. Bei weniger Energieverbrauch, da z.B. kein Sport ausgeübt wird, würde das Gefühl von Hunger und Sättigung dagegen so beeinflusst, dass weniger Energie (Nahrung) aufgenommen wird.

13) Durch Bewegung habe ich das Gefühl, etwas zu leisten und etwas Sinnvolles zu tun.

Dies ist eine Aussage, die nicht mit Fakten zu belegen und damit nicht eindeutig als richtig oder falsch zu beantworten ist.

Die Patienten empfinden ihre permanente, zwanghafte Bewegung als Leistung. Für eine sportliche Leistung im engeren Sinne wäre jedoch eine sinnvolle Trainingsplanung inklusive Pausen und bedarfsgerechter Ernährung notwendig. Eine echte Leistungssteigerung (Kraft, Ausdauer) ist nur im Normalgewicht mit ausreichender Nahrungsaufnahme möglich.

Ein weiterer wichtiger Aspekt ist die Auseinandersetzung mit der Annahme, immer etwas leisten oder etwas Sinnvolles tun zu müssen.

Fragen an die Patienten

- *Wer erwartet diese Leistung?*
- *Werden Sie nur aus dem Grund wertgeschätzt, dass Sie vermeintlich „sportlich“ sind und sich viel bewegen?*
- *Inwieweit ist Ihr zwanghaftes Bewegungsverhalten sinnvoll?*

Hier wird oft „Leistung“ als die zentrale Selbstwertsäule für die Krankheit deutlich. Ebenfalls wird oft der Wunsch geäußert, bzgl. irgendeiner Leistung „aus der Masse herauszustechen“ und/oder „der/die Beste zu sein“ und Bewegung wird als das „Einzige, was ich wirklich gut kann“ betrachtet.

14) Bewegung ist ein Zeitvertreib und lenkt ab.

Das ist kurzfristig richtig.

Bewegung ist nicht immer ein dysfunktionales Verhalten und ist als Hobby, zum Abbau von Stress und zur kurzfristigen Stimmungsaufhellung sehr gut geeignet.

Wird Bewegung längerfristig jedoch zum einzig „erlaubten“ Zeitvertreib oder Freizeitbeschäftigung führt sie zur Vernachlässigung anderer Interessensbereiche, sozialer Isolation und fehlender Erholung, sodass schließlich die negativen Konsequenzen überwiegen. Sport sollte somit nicht das einzige Hobby oder die einzige Strategie zur Stimmungsaufhellung darstellen. Auch Ablenkung durch Sport funktioniert kurzfristig, langfristig werden Schwierigkeiten und Konflikte jedoch nicht gelöst und bleiben bestehen. Häufig laufen Betroffene auch vor Gefühlen „weg“, was keine funktionale Emotionsregulationsstrategie darstellt. Patienten sollten auch alternative Möglichkeiten zur Emotionsregulation haben.

Auseinandersetzung mit verschiedenen Körperstrukturen

Ein Schwerpunkt dieser Therapieeinheit ist auch, sich aktiv mit verschiedenen Körperstrukturen auseinanderzusetzen und deren Funktion kennenzulernen.

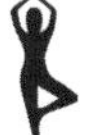

Körperwahrnehmungsübung: Körperstrukturen

Übungsanleitung

Die Patienten werden gebeten, sich in Rückenlage auf eine Matte zu legen. Zur Vorbereitung der Übung wird mit einem kurzen Ankommen auf der Matte begonnen. Dabei sollen sich die Patienten auf die Verbindung ihrer Körperrückseite mit dem Boden konzentrieren und den Kontakt wahrnehmen. Dies kann vom Therapeuten einzeln angeleitet werden, d.h. erst die Füße spüren, dann die Unterschenkel, Oberschenkel, Gesäß, Rücken, Arme, Kopf.

Frage an die Patienten

*An welchen Stellen des Körpers kann man gut durch die Haut **Knochen** ertasten?*

Zunächst werden die Antworten gesammelt. Dann sollen die Patienten eine Stelle heraussuchen, mit den Händen Kontakt zu ihr aufnehmen und sie ertasten. Dabei sollen sie versuchen, wertfrei zu bleiben und für sich in Worte zu fassen, wie sich der Bereich anfühlt. Im Anschluss folgt eine Klopfmassage mit den Fingerkuppen oder der flachen Hand, dann eine Knetmassage. Abschließend sollen die Patienten die Stelle ausstreichen und nachspüren.

Frage an die Patienten

An welchen Stellen des Körpers kann man gut ***Muskulatur*** *ertasten?*

Zunächst werden wieder die Antworten gesammelt. Dann sollen die Patienten eine Stelle heraussuchen, mit den Händen Kontakt zu ihr aufnehmen und sie ertasten. Dabei sollen sie versuchen, wertfrei zu bleiben und für sich in Worte zu fassen, wie sich der Bereich anfühlt. Im Anschluss folgt eine Klopfmassage mit den Fingerkuppen oder der flachen Hand, dann eine Zupfmassage mit den Fingerkuppen. Abschließend sollen die Patienten die Stelle ausstreichen und nachspüren.

Frage an die Patienten

An welchen Stellen des Körpers kann man gut ***Fettgewebe*** *(oder Bindegewebe) ertasten?*

Auch hier werden wieder die Antworten gesammelt. Dann sollen die Patienten eine Stelle heraussuchen, mit den Händen Kontakt zu ihr aufnehmen und sie ertasten. Dabei sollen sie versuchen, wertfrei zu bleiben und für sich in Worte zu fassen, wie sich der Bereich anfühlt. Im Anschluss folgt eine Klopfmassage mit den Fingerkuppen oder der flachen Hand, dann eine Zupfmassage mit den Fingerkuppen. Abschließend sollen die Patienten die Stelle ausstreichen und nachspüren.

Reflexion/Transfer

Die Patienten sollen ihre Körperstrukturen erspüren und wertfreie Begriffe finden, um sie zu beschreiben. Im Anschluss kann auch noch über die unterschiedliche Funktion der verschiedenen Körperstrukturen gesprochen werden.

Knochen:
- Beschreibungen: z. B. hart, unnachgiebig
- Funktion der Knochen:
  - Gerüst unseres Körpers
  - Stabilität
  - Schutz der Organe

Muskulatur:
- Beschreibungen: z. B. elastisch
- Funktion der Muskulatur:
  - Bewegung (bewegt die Knochen und damit uns)
  - Temperaturregulation
  - Schutz der Knochen

Fettgewebe:
- Beschreibungen: z. B. weich → Hier besonders auf Wertfreiheit achten!
- Funktion des Fettgewebes:
  - Energiespeicher
  - Unterhautfettgewebe zur Isolation (Isolierfett)
  - Schutz der Organe (viszerales Fett)
  - Myelinscheiden um die Nervenbahnen sind lipidhaltig und für die Nervenleitgeschwindigkeit verantwortlich.
  - Wichtig für ausreichende Hormonproduktion (v. a. Östrogen): Bei zu geringem Körperfettanteil verlieren Frauen aufgrund des resultierenden Leptinmangels und dessen Auswirkungen auf die Hypothalamus-Hypophysen-Gonadenachse (HHG-Achse) ihre Menstruation.
  - Polsterung (z. B. Fettgewebe unter den Fußsohlen: Fersenpolster)

Erleben einer Spielsportart in der Gruppe

Am Ende dieser Therapieeinheit ist das Anspannungslevel der Patienten oft hoch, sodass wir mit einer Bewegungseinheit enden, die die Patienten als Gruppe gemeinsam ausüben. Der vorgeschlagene Badminton-Rundlauf enthält zudem einen koordinativen Anspruch, wodurch die Patienten im Hier und Jetzt präsent sind.

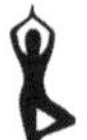

Badminton-Rundlauf

Übungsanleitung

Jeder Patient erhält einen Schläger. Es werden zwei gleich große Gruppen gebildet, wobei sich die Patienten einer Gruppe hintereinander aufstellen und sich die Gruppen gegenüberstehen. Die erste Person einer Gruppe spielt den Ball und läuft anschließend an das Ende ihrer Gruppe. Das Gleiche geschieht auf der gegenüberliegenden Seite. Immer nur die vorne stehende Person einer Gruppe spielt den Ball. Alternativ können die Patienten auch an das Ende der anderen Gruppe laufen, nachdem sie den Ball gespielt haben. Es sollte dabei festgelegt werden, in welche

Richtung gelaufen wird. Möglich ist das Spiel auch mit nur einem Schläger. Nur der vorderste Patient erhält einen Schläger und gibt diesen an die nächste Person weiter.

Reflexion/Transfer

Der Badminton-Rundlauf erlaubt folgende Erfahrungen:

- Spaß durch spielerisches Bewegen in der Gruppe,
- Betonung der sozialen Komponente von Sport.

Festlegung von Therapiezielen

Die Patienten werden gebeten, ein neues Therapieziel bis zur folgenden Therapieeinheit festzulegen, das auf dem *Arbeitsblatt 2: Meine Therapieziele* eingetragen wird.

Frage an die Patienten

Welches Ziel nehmen Sie sich bis zur nächsten Stunde vor, um Ihr zwanghaftes Bewegungsverhalten zu reduzieren?

5.6 Therapieeinheit 6: Alternativer Umgang mit Anspannung

Motto	
Fünf Minuten statt eine Stunde.	
Ziele	
• Erlernen eines funktionalen Umgangs mit Anspannung • Planen und Durchführen einer Woche mit gesundem Freizeit- und Bewegungsverhalten	
Psychotherapeutische Inhalte	**Bewegungstherapeutische Inhalte**
• Kennenlernen von Skills für verschiedene Anspannungsbereiche • Erstellen einer Skillskette • Vorbereitung des Verhaltensexperiments „Eine Woche mit gesundem Freizeit- und Bewegungsverhalten“	• Ausprobieren verschiedener Bewegungsübungen (Körperskills) zur Spannungsreduktion
Material	
• Arbeitsblatt 2: Meine Therapieziele *(aus Einheit 1)* • Arbeitsblatt 8: Meine Skillskette • Arbeitsblatt 9: „Eine Woche mit gesundem Freizeit- und Bewegungsverhalten“ • Bälle, Therabänder, Jonglierbälle, Therapiekreisel	

Fallbeispiel: Maria, 19 J.

„Es gibt Situationen, da gibt es nur noch die Optionen Erbrechen, Sport oder Selbstverletzung. Ich bin dann so angespannt, dass ich keinen klaren Gedanken mehr fassen kann. Die üblichen Skills helfen mir in dem Moment nur wenig, um von der hohen körperlichen Anspannung runterzukommen, die ich gerne irgendwie loswerden würde.“

Besprechung der Therapieziele

Kurze Abfrage bezüglich des Therapieziels und seiner Umsetzung. Die Patienten sollten dafür auf das *Arbeitsblatt 2: Meine Therapieziele* zurückgreifen, auf dem sie in der letzten Sitzung ihr Ziel notiert hatten.

Fragen an die Patienten

- *Was hatten Sie sich als Therapieziel bis zu dieser Stunde vorgenommen?*
- *Wie verlief die Umsetzung?*

Erlernen eines funktionalen Umgangs mit Anspannung

Das zwanghafte Bewegungsverhalten senkt kurzfristig das Anspannungsniveau bzw. unterdrückt unangenehme Gefühle, ist jedoch in seinem Ausmaß keine funktionale Strategie zur Anspannungsreduktion.

Am Flipchart werden zunächst mithilfe eines Diagrammes verschiedene Anspannungsbereiche eingeführt: 30 %, 50 %, 70 %, 100 %. Anschließend werden – von hohen Anspannungsbereichen startend – Skills für die verschiedenen Anspannungsbereiche praktisch vorgestellt und am Flipchart gesammelt.

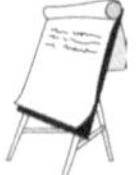

Verschiedene Anspannungsbereiche

Anspannungsbereich > 70 %

Hier ist der Einsatz kraftvoller, nach außen gerichteter Skills (Hochstressskills) sinnvoll.

Die vorgestellten Hochstressskills sind nur zum Einsatz in Situationen gedacht, in denen die Patienten aufgrund sehr hoher Anspannung für sich aktuell keine andere Möglichkeit mehr sehen, außer dysfunktional mit zwanghaftem Bewegungsverhalten, Erbrechen, Selbstverletzung o. Ä. zu reagieren. Sie sind nicht als „Standardwerkzeug“ gedacht! Idee ist, dass die Patienten für maximal fünf Minuten Hochstressskills einsetzen sollen, um von der Anspannungsspitze wieder in einen Anspannungsbereich unter 70 % zu gelangen, anstatt für eine Stunde laufen zu gehen, zu erbrechen oder sich zu verletzen.

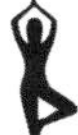

Hochstressskills

Übungsanleitung

Vorstellen und Ausprobieren kurzer intensiver Übungen zum Spannungsabbau, z. B.

- Kick-Box-Aerobic,
- Burpees,
- Bälle prellen/schießen und dabei ausatmen oder schreien,
- Liegestütze an der Wand,
- Hampelmänner,
- Schersprünge,
- Standsprints,
- Übungen mit dem Theraband,
- „Heißer Stuhl“ (sich mit dem Rücken an die Wand setzen, so als würde man auf einem Stuhl sitzen),
- (in ein Kissen) boxen oder mit einem geknoteten Handtuch/Kissen aufs Bett schlagen.

Maximale Dauer von Hochstressskills: **5 Minuten!**

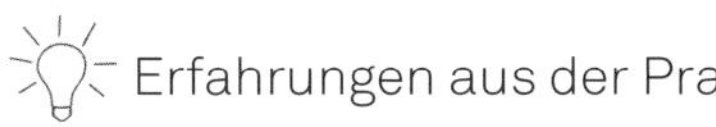

Erfahrungen aus der Praxis

Es sollten keine Hochstressskills eingesetzt werden, die die Patienten im Rahmen ihres zwanghaften Bewegungsverhaltens routinemäßig ausüben.

Anspannungsbereich 70–50 %

Hier werden kognitiv-aktive Skills, z. B. Gleichgewichtsübungen, die mit einer kognitiven Aufgabe kombiniert werden, empfohlen.

In diesem Anspannungsbereich berichten Patienten häufig viele dysfunktionale Kognitionen sowie immer noch vorhandene spürbare körperliche Anspannung. Deshalb ist die Idee, in diesem Bereich Skills einzusetzen, die durch Kombination einer körperlichen mit einer kognitiv anspruchsvollen Aufgabe die volle Aufmerksamkeit der Patienten sowie leichte körperliche Aktivität erfordern.

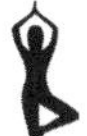

Kognitiv-aktive Skills

Übungsanleitung

Vorstellen und Ausprobieren von körperlichen Übungen, die auch kognitiv herausfordernd sind, z. B.

- „Seiltänzerübung“ (mit geschlossenen Augen einen Fuß vor den anderen setzen),
- Jonglieren,
- auf dem Therapiekreisel/Wackelbrett stehen und gleichzeitig von 100 an immer wieder minus 7 rechnen,
- auf einem Bein stehen und mit dem anderen Bein eine „8“ in die Luft schreiben,
- Standwaage und gleichzeitig Ländernamen mit „M“ nennen,
- Füße voreinander stellen und gleichzeitig die Arme ausbreiten und nach oben schauen,
- Arme gegenläufig kreisen.

Anspannungsbereich 30–50 %

Hier werden Skills empfohlen, die entweder kognitiv anspruchsvoll sind, beruhigen oder einfach Freude bereiten.

Kognitiv herausfordernde, beruhigende und angenehme Skills werden gemeinsam gesammelt, z. B.

- Kreuzworträtsel/Sudoku, Zauberwürfel,
- Schulaufgaben,
- Stricken/Häkeln lernen,
- kreatives Schreiben, malen,
- telefonieren,
- spielen, puzzeln,
- Musik hören, musizieren,
- Tagebuch schreiben.

Arbeitsblatt 8: Meine Skillskette

Abschließend werden die Patienten gebeten, sich aus den gesammelten Skills eine individuelle Skillskette zusammenzustellen. Hierbei ist es wichtig, ausdrücklich darauf hinzuweisen, dass der Einsatz einer Skillskette Zeit und Übung erfordert und sicher auch noch Skills „ausgetauscht“ werden müssen, die sich als nicht hilfreich erweisen.

Trotz der Skillskette wird es Situationen geben, in denen die Patienten das zwanghafte Bewegungsverhalten wieder ausüben – gerade nach diesen Situationen ist es wichtig, sich aktiv dafür zu entscheiden, ab sofort in ähnlichen Situationen wieder selbstfürsorgliches Verhalten zu zeigen und die Skillskette einzusetzen!

Planen und Durchführen einer Woche mit gesundem Freizeit- und Bewegungsverhalten

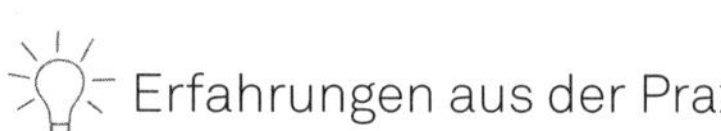

Erfahrungen aus der Praxis

Das folgende Verhaltensexperiment ist dann sinnvoll, wenn nur wenige der anwesenden Patienten einen festen Bewegungsvertrag haben und/oder in einem Gewichtsbereich liegen, in dem es zu verantworten ist, dass sie in normalem Umfang Sport machen.

Arbeitsblatt 9: „Eine Woche mit gesundem Freizeit- und Bewegungsverhalten"

Idee ist, dass alle Patienten gemeinsam eine Woche mit gesundem Freizeit- und Bewegungsverhalten durchführen, nachdem sie im Rahmen der Zielerunde von AGB und der durchgeführten Einzelexpositionen ihr zwanghaftes Bewegungsverhalten an verschiedenen Stellen schon reduziert haben. Diese Woche mit gesundem Bewegungsverhalten darf auch zwei- bis drei zeitlich klar umrissene Sporteinheiten beinhalten. Der Fokus soll jedoch auf sozialen und ruhigen Aktivitäten liegen. Wichtig ist, genau die Zeitfenster mit alternativen Aktivitäten zu füllen, die sonst mit zwanghaftem Bewegungsverhalten verbracht wurden. „Aktivitäten" wie ständiges Stehen sollen während dieser Woche wenn möglich auf ein Minimum reduziert werden.

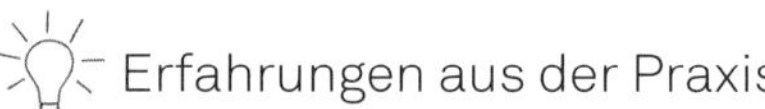

Erfahrungen aus der Praxis

Bei der Vorbereitung ergibt sich immer wieder eine sehr positive Gruppendynamik, die optimal genutzt werden kann (z.B. dass Patienten gemeinsam beschließen, zusammen einen „faulen Sonntag" zu verbringen). Erfahrungsgemäß überfordert es einige Patienten, eine ganze Woche im Voraus zu planen, sodass es sinnvoll sein kann, zunächst die Tage bis zur nächsten Therapieeinheit (bei zwei Therapieeinheiten pro Woche) detailliert zu planen und die Planung für die folgenden Tage erst in der übernächsten Einheit vorzunehmen.

Festlegung von Therapiezielen

In dieser Einheit besteht das Therapieziel für alle darin, eine Woche lang ein gesundes Freizeit- und Bewegungsverhalten im Alltag aufrechtzuerhalten. Dafür soll das *Arbeitsblatt 9: „Eine Woche mit gesundem Freizeit- und Bewegungsverhalten"* genutzt werden.

Frage an die Patienten

Wie belohnen Sie sich, wenn Sie eine Woche mit gesundem Freizeit- und Bewegungsverhalten geschafft haben?

Hausaufgabe

1. Die auf dem Arbeitsblatt 8 erstellte Skillskette soll praktisch ausprobiert und bei Bedarf angepasst werden.
2. Alle führen das Verhaltensexperiment „Eine Woche mit gesundem Freizeit- und Bewegungsverhalten" (Arbeitsblatt 9) durch.

5.7 Therapieeinheit 7: Emotionsregulation

Motto	
Gefühle? Sind Teil meines Lebens.	
Ziele	
• Psychoedukation zu Emotionen • Erkennen des Zusammenhangs zwischen Emotionen und zwanghaftem Bewegungsverhalten • Körperliche Ausdrucksmöglichkeiten der vier Basisemotionen erfahren • Erarbeitung der handlungsleitenden Funktion von Emotionen • Erleben einer ruhigen Bewegungseinheit	
Psychotherapeutische Inhalte	**Bewegungstherapeutische Inhalte**
• Unterscheidung Hochstressskills und Emotionsmanagement • Psychoedukation zu Basisemotionen und zusammengesetzten Emotionen • Fantasiereisen „Gefühle“ • Vorstellen eines Emotionsmodells mit den Elementen Information und Handlungsvorschlag	• „Gefühlsfelder“ • Qi Gong-Übung
Material	
• Arbeitsblatt 2: Meine Therapieziele *(aus Einheit 1)* • Arbeitsblatt 9: „Eine Woche mit gesundem Freizeit- und Bewegungsverhalten“ *(aus Einheit 6)* • Arbeitsblatt 10: Zusammenhang von zwanghaftem Bewegungsverhalten und Gefühlen • Matten	

Fallbeispiel: Maria, 35 J.

„Gefühle überfordern mich nach wie vor. Entweder spüre ich gar nichts oder ich werde von meinen Gefühlen überflutet. Ich wünsche mir, dass ich lerne, konstruktiv mit meinen Gefühlen umzugehen: Ich möchte z.B. gerne um Trost bitten können, wenn ich traurig bin, oder meiner Mutter sagen können, dass es mich ärgert, wenn sie mich immer noch bevormundet. Dann staut sich das glaube ich auch nicht alles so an in mir.“

Besprechung der Therapieziele

Kurze Abfrage wie das Verhaltensexperiment „Eine Woche mit gesundem Freizeit- und Bewegungsverhalten“ bislang verlaufen ist. Dafür soll das *Arbeitsblatt 9: „Eine Woche mit gesundem Freizeit- und Bewegungsverhalten“* herangezogen werden.

Fragen an die Patienten

- *Was konnten Sie bisher gut umsetzen?*
- *Was war noch schwierig?*

Psychoedukation zu Emotionen

Unterscheidung Einsatz von Skills und Emotionsregulation

Einsatz von Skills. Die in der letzten Stunde vorgestellten bewegungsorientierten Skills sind für den kurzfristigen Einsatz in Situationen gedacht, in denen die Anspannung der Patienten so hoch ist, dass sie dem selbstschädigenden, zwanghaften Bewegungsverhalten kaum noch widerstehen können – sie sind nicht für den ständigen Einsatz bei unangenehmen Emotionen gedacht!

Emotionsregulation. Hier soll ein längerfristig funktionaler Umgang mit Emotionen vermittelt werden, d.h. verschiedene Emotionen wahrnehmen und differenzieren zu können, Emotionen zu akzeptieren, Emotionen angemessen zum Ausdruck zu bringen und auch den Emotionen entsprechend zu handeln.

Unterscheidung Basisemotionen vs. zusammengesetzte Emotionen

Zunächst werden Begriffe, die Gefühlszustände beschreiben, gemeinsam am Flipchart gesammelt. Dann erfolgt eine kurze Psychoedukation zu Basisemotionen und zusammengesetzten Emotionen.

Frage an die Patienten

Welche Gefühle kennen Sie?

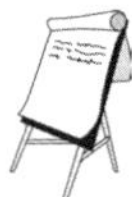

Gefühle

Basisemotionen. Basisemotionen sind angeborene affektive Reaktionsmuster:

- Interkulturelle Invarianz, d.h. Basisemotionen kommen universell in allen Kulturen mit übereinstimmendem mimischem Ausdruck und gleicher Interpretation vor.
- Es gibt sechs Basisemotionen (Ekman & Friesen, 1975):
  - Freude
  - Traurigkeit
  - Angst
  - Ärger/Wut
  - Überraschung
  - Ekel
- Basisemotionen haben einen klaren Handlungsauftrag, z.B.:
  - Wut → Verteidigung, Angriff
  - Angst → Flucht, Schutz suchen

Zusammengesetzte Emotionen. Diese setzen sich aus mehreren Basisemotionen zusammen, z.B.:

- Scheu = Angst + Überraschung
- Verachtung = Ärger + Ekel
- Eifersucht = Angst + Traurigkeit + Ärger

Im weiteren Verlauf der Stunde wird nur auf vier der Basisemotionen, nämlich Wut, Traurigkeit, Freude und Angst eingegangen.

Erkennen des Zusammenhangs zwischen Emotionen und zwanghaftem Bewegungsverhalten

Zunächst soll ein Zusammenhang zwischen dem zwanghaften Bewegungsverhalten und dem Auftreten meist unangenehmer Emotionen hergestellt werden: Es soll von den Patienten identifiziert werden, welche Emotion (oder welche Emotionen) jeweils den Bewegungsdrang auslöst. Meist sind dies Emotionen, mit denen die Patienten nur schwer umgehen können. Im Anschluss soll erarbeitet werden, wofür es hilfreich sein könnte, sich diesen Emotionen in Zukunft zu stellen, und wie funktional mit ihnen umgegangen werden könnte.

Zunächst werden die Patienten gebeten, sich in eine Situation hineinzuversetzen, in der sie jeweils traurig, ängstlich, ärgerlich bzw. freudig waren. Zur Emotionsinduktion haben sich kurze Fantasiereisen als hilfreich erwiesen. Die folgende Fantasiereise sollte nacheinander für alle vier Emotionen (Trauer, Ärger, Angst und Freude) durchgeführt werden, damit die Patienten die Unterschiede zwischen den Emotionen wahrnehmen können.

 Erfahrungen aus der Praxis

Für Freude ist meist keine Imagination erforderlich. Hier reicht es oft, dass die Patienten gebeten werden, kurz eine Situation zu schildern, in der sie sich zuletzt wirklich gefreut haben.

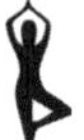

Fantasiereisen „Gefühle“

Übungsanleitung

Jeder Patient nimmt sich eine Matte und legt sich in Hörweite des Therapeuten.

Instruktion

Setzen oder legen Sie sich bequem hin und schließen Sie die Augen. Wenn Sie dies nicht möchten, blicken sie auf einen Punkt auf dem Boden in ca. einem Meter Entfernung.

Nun nehme ich Sie mit auf eine kurze Reise aus der Turnhalle hinaus zurück in eine Situation, in der Sie zuletzt wirklich ärgerlich, traurig bzw. ängstlich waren.
Verbleiben Sie am besten beim ersten Bild, das vor Ihrem inneren Auge auftaucht.
In welcher Situation befinden Sie dich dort gerade?
Wo sind Sie? Welche Tageszeit ist es?
Sind Sie in dieser Situation alleine oder sind auch andere Menschen da?
Was ist gerade passiert, welche Worte sind gerade gefallen?
Wenn Sie möchten, drehen Sie sich vor Ihrem inneren Auge einmal um Ihre eigene Achse, um noch einmal die Eindrücke dieser Situation auf sich wirken zu lassen.

Wenn Sie die Situation lebendig wachgerufen haben, begeben Sie sich auf eine kurze Reise durch Ihren Körper:
Wo spüren Sie Ärger, Trauer bzw. Angst?
Bemerken Sie eine Veränderung Ihrer Atmung oder ihres Herzschlags?
Sind Ihre Muskeln angespannt, ballen Sie die Fäuste, beißen Sie die Zähne aufeinander?
Wie fühlt sich die Magengegend an?
Steigen Ihnen die Tränen in die Augen?
Spüren Sie den Bewegungsdrangimpuls?

Nun bitte ich Sie, alle körperlichen Veränderungen, die Sie gerade bemerkt haben, zu sammeln und dann die Situation, in der Sie sich gerade befunden haben, bewusst wieder zu verlassen. Kommen Sie wieder hierher zurück in die Turnhalle. Öffnen Sie die Augen, strecken Sie sich und schauen Sie sich um.

Im Anschluss werden die Fantasiereisen jeweils kurz mit den Patienten besprochen.

Fragen an die Patienten

- *Haben Sie eine Situation gefunden?*
- *Ist es Ihnen gelungen, sich in diese Situation hineinzuversetzen?*
- *Welche körperlichen Veränderungen haben Sie wahrgenommen?*
- *Haben Sie den Bewegungsdrangimpuls gespürt? Wenn ja, wie?*

Reflexion/Transfer

Ziel der Fantasiereisen zu verschiedenen Emotionen ist es, dass die Patienten erkennen

- bei welchem Gefühl der Bewegungsdrangimpuls am stärksten war und
- wie dieser sich geäußert hat.

Fragen an die Patienten

- *Funktioniert es, vor diesem Gefühl oder diesen Gefühlen „wegzulaufen“?*
- *Warum könnte es sich lohnen, sich diesem Gefühl oder diesen Gefühlen zu stellen?*

Hier soll mit den Patienten erarbeitet werden, dass die Emotion kurzfristig zwar in seiner Intensität rasch nachlässt, wenn sie mithilfe des zwanghaften Bewegungsverhaltens vor ihm „weglaufen“, dass es so aber langfristig nicht angemessen verarbeitet werden kann.

Körperliche Ausdrucksmöglichkeiten der vier Basisemotionen erfahren

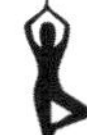

„Gefühlsfelder“

Übungsanleitung

Mit zwei langen Seilen werden vier Gefühlsfelder markiert, sodass für Ärger, Trauer, Freude und Angst je ein Gefühlsfeld entsteht. Patienten und Therapeuten stellen sich alle in ein Feld. Für die entsprechende Emotion werden

- die typische Körperreaktion (innerlich),
- Körperhaltung und Mimik (äußerlich),
- Bewegungsqualität und
- Verhaltensimpulse

mündlich gesammelt und ausprobiert.

Die Patienten werden dazu gebeten, sich eine Situation vorzustellen, in der sie jeweils Angst, Wut, Traurigkeit oder Freude erlebt haben. Dieses Gefühl sollen sie einmal hochkommen lassen.

Fragen an die Patienten

- *Wie fühlt sich dieses Gefühl körperlich an?*
- *Was ist eine typische Körperhaltung?*
- *Wie bewegen Sie sich, wenn Sie dieses Gefühl haben?*
- *Was möchten Sie gerne tun?*

Beispiele für mögliche Antworten sind in Tabelle 4 zusammengefasst.

Tabelle 4: Beispielantworten für die Übung „Gefühlsfelder“

Gefühl	Körperreaktion (innerlich)	Körperhaltung und Mimik (äußerlich)	Bewegungsqualität	Verhaltensimpuls
Wut	beschleunigter Puls und Atmung, muskuläre Anspannung, Hitzewallung, voller Energie	aufrecht, hohe Anspannung/Zittern, Ballen der Fäuste, Zähne zusammengebissen, Stirn in Falten gelegt, Fokussieren des „Gegners“, Augen etwas zusammengekniffen	kraftvoll, aktiv, eher schnell, zielgerichtet	angreifen, sich durchsetzen, die eigenen Grenzen sichern/verteidigen, Barrieren beseitigen

Tabelle 4: Fortsetzung

Gefühl	Körperreaktion (innerlich)	Körperhaltung und Mimik (äußerlich)	Bewegungsqualität	Verhaltensimpuls
Traurigkeit	Schwere, Erschöpfungsgefühl, Energielosigkeit	gebeugt, weinen, gesenkter Blick, hängende Mundwinkel	langsam, nach unten gerichtet, passiv	begrenzter Rückzug, Suche nach Trost und Unterstützung, gemeinsam trauern, sich mit dem Verlust auseinandersetzen
Freude	kribbeln, Aufregung, voller Energie	aufrecht, lachen/lächeln, große Augen	nach oben gerichtet, kraftvoll, leicht, große Bewegungen	die Aktivität fortführen, die Freude mit anderen teilen, „den Augenblick genießen"
Angst	beschleunigter Puls und Atmung, Kloßgefühl (Hals), Engegefühl (Brust)	hohe Anspannung/Zittern, große Augen, starrer Blick	**Angriff:** aktiv, auf die Situation zugehend, hastig **Flucht:** aktiv, sich zurückziehend, hastig **Erstarren:** passiv	Angriff, Flucht, Erstarren

Reflexion/Transfer

Die Übung „Gefühlsfelder" hat folgende Ziele:

- Ermöglichen einer Identifikation von Gefühlen über die Körperreaktion, Körperhaltung und Mimik, Bewegungsqualität und Verhaltensimpulse,
- adäquate Ausdrucksmöglichkeiten für Gefühle finden.

Erarbeitung der handlungsleitenden Funktion von Emotionen

Zunächst wird das folgende Emotionsmodell eingeführt.

Emotionen beinhalten

1. eine Information: „Was passiert gerade?"
2. einen Handlungsvorschlag: „Was sollte ich nun am besten tun?"

Es bietet sich an, für die zwei Emotionen die enthaltene Information und den sich ergebenden Handlungsvorschlag am Flipchart zu erarbeiten, die vorher am häufigsten als auslösend für das zwanghafte Bewegungsverhalten genannt wurden. In Tabelle 5 sind Informationen und Handlungsvorschläge von allen vier Basisemotionen beispielhaft aufgeführt.

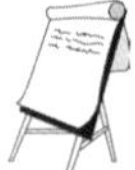

Die handlungsleitende Funktion von Gefühlen

Frage an die Patienten

Was macht es so schwer, diesem „gesunden" Handlungsimpuls zu folgen, sodass Sie mit zwanghaftem Bewegungsverhalten reagieren?

Hier zeigen sich häufig Defizite der Patienten in sozialer Kompetenz oder negative Erfahrungen, die die Patienten gemacht haben, wenn sie sich in der Vergangenheit getraut haben, dem Handlungsvorschlag zu folgen.

Haben Patienten negative Erfahrungen gesammelt, sollte kurz darauf eingegangen werden, wie entgegengesetzte, positive Erfahrungen gesammelt werden könnten – hier ist es Ziel, mit den Patienten gemeinsam zu erarbeiten, dass neue, positive Erfahrungen nur gesammelt werden können, wenn sich die Patienten wieder trauen, in schwierigen Situationen nicht mit zwanghaftem Bewegungsverhalten zu reagieren, sondern funktional mit den Gefühlen umzugehen. Meist wird es jedoch notwendig sein, für eine vertiefte Bearbeitung auf die Einzeltherapie zu verweisen.

Tabelle 5: Informationen und Handlungsvorschläge der vier Basisemotionen

Gefühl	Information	Handlungsvorschlag
Traurigkeit	• Ich habe etwas/jemanden verloren, das/der mir wichtig war. • Etwas ist nicht nach Plan gelaufen, ich habe etwas nicht bekommen. • Etwas Schönes geht zu Ende. • Ich bin zurückgewiesen worden. • Ich bin verletzt worden. • Ich habe einen Misserfolg erlebt, ich habe versagt. • Ich werde missverstanden. • Eine Hoffnung hat sich nicht erfüllt, ich bin enttäuscht.	• Ersatz für Verlust suchen • Trauer zeigen und Trost suchen (Kuscheltier, Haustier, Freunde, Partner, Lieblingsmusik) • trauern/weinen • Gespräche/Rat von Vertrauenspersonen suchen • Verlust reflektieren • Sich (für begrenzte Zeit) verkriechen, Schutz suchen • Sich etwas Gutes tun
Freude	Es passiert gerade etwas Erfreuliches.	In der Situation verbleiben.
Angst	• Ich werde angegriffen und bin unterlegen. • Ich habe einen Fehler gemacht, nun drohen Konsequenzen. • Etwas Neues/eine Veränderung steht bevor. • Ich befinde mich in einer ungewissen Situation, ich bin erschrocken. • Ich befinde mich in einer gefährlichen Situation/eine gefährliche Situation steht bevor.	• Schutz suchen, sich verstecken • weglaufen (adäquate Handlungsoption bei realer Gefahr!) • für Unterstützung sorgen, Hilfe holen, um Hilfe rufen • Angstquelle überprüfen (Besteht tatsächlich Gefahr?) • Verteidigung, „angreifen“ • Trost suchen, weinen • Sicheren Orte schaffen (real oder in der Fantasie) • Sich anvertrauen • Sich trauen!
Wut	• Meine persönlichen Grenzen werden überschritten. • Meine Wünsche werden nicht berücksichtigt oder fehlverstanden. • Ich werde ignoriert oder missverstanden. • Es geschieht etwas Ungerechtes. • Ich bin hintergangen worden. • Ich bin beleidigt worden. • Ich bin enttäuscht worden. • Ich muss etwas gegen meinen Willen tun.	• Verteidigung, „angreifen“ • Behauptung eigener Rechte/Grenzen, „Nein sagen“ • Sich abreagieren (körperlich und/oder verbal) • Gespräch suchen mit Gegenüber oder mit Vertrauensperson • Kurze Auszeit nehmen

Die wichtigsten Ergebnisse können zusammenfassend auf Arbeitsblatt 10 festgehalten werden.

Arbeitsblatt 10: Zusammenhang von zwanghaftem Bewegungsverhalten und Gefühlen

Erleben einer ruhigen Bewegungseinheit

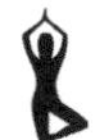

Qi Gong-Übung

Hier wird die Qi Gong-Übung aus der ersten Therapieeinheit noch einmal wiederholt, um zum Ende dieser emotional anstrengenden Therapieeinheit wieder in Bewegung zur Ruhe zu kommen. Die genaue Übungsanleitung findet sich im Kapitel 5.1.

Festlegung von Therapiezielen

Das Verhaltensexperiment „Eine Woche mit gesundem Freizeit- und Bewegungsverhalten“ soll weiter fortgesetzt werden (Arbeitsblatt 9).

5.8 Therapieeinheit 8: Abschluss von AGB

<table>
<tr><th colspan="2">Motto</th></tr>
<tr><td colspan="2">Wie mache ich jetzt weiter?</td></tr>
<tr><th colspan="2">Ziele</th></tr>
<tr><td colspan="2">• Rückblick auf das Verhaltensexperiment „Eine Woche mit gesundem Freizeit- und Bewegungsverhalten“
• Erprobung freier Bewegung
• Reflexion der erzielten Fortschritte und Transfersicherung</td></tr>
<tr><th>Psychotherapeutische Inhalte</th><th>Bewegungstherapeutische Inhalte</th></tr>
<tr><td>• Nachbesprechen der Woche mit gesundem Freizeit- und Bewegungsverhalten
• Reflexion von Fortschritten und noch bestehender Schwierigkeiten
• Konkrete Planung von Expositionen/Aufgaben zur weiteren Reduktion des zwanghaften Bewegungsverhaltens</td><td>• Sport & Spiel</td></tr>
<tr><th colspan="2">Material</th></tr>
<tr><td colspan="2">• Arbeitsblatt 9: „Eine Woche mit gesundem Freizeit- und Bewegungsverhalten“ (aus Einheit 6)
• Arbeitsblatt 11: Meine Fortschritte während AGB und wie es weitergeht ...
• Verschiedene Sportgeräte wie Badmintonschläger, Bälle, Jonglierbälle, Diavolos, Indiacas, Tücher, Gymnastikbänder, Wackelbretter</td></tr>
</table>

Fallbeispiel: Janina, 28 J.

„Mein Leben ist ruhiger geworden und das genieße ich sehr. Ich kann die Mittagspause mit Kollegen verbringen. Ich muss nicht mehr aufs Laufband, auch wenn es mir nicht gut geht. Und ich habe letzten Sonntagabend mit meinem Freund Tatort geschaut, anstatt ins Fitnessstudio zu gehen. Das hat sich nach langer Zeit wieder angefühlt wie ein normaler Sonntagabend.“

Rückblick auf das Verhaltensexperiment „Eine Woche mit gesundem Freizeit- und Bewegungsverhalten“

Besprechung des Verhaltensexperiments „Eine Woche mit gesundem Freizeit- und Bewegungsverhalten“ (Arbeitsblatt 9).

Fragen an die Patienten

- *Inwieweit haben Sie sich an den aufgestellten Wochenplan gehalten?*
- *In welchen Situationen war es besonders schwierig, den Plan einzuhalten?*
- *Warum hat es in bestimmten Situationen nicht geklappt, den aufgestellten Wochenplan einzuhalten?*

Erprobung freier Bewegung

Zum Abschluss haben die Patienten die Gelegenheit, sich frei zu bewegen.

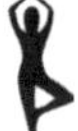

Sport & Spiel

Übungsanleitung

Die Patienten dürfen sich eigenständig ohne Anleitung mit verschiedenen Sportgeräten gemeinsam bewegen. Der Fokus soll dabei auf Spaß, Spiel, Kooperation und Ausprobieren neuer oder früherer Freizeitbeschäftigungen liegen. Dafür werden den Patienten alle vorhandenen Geräte zur Verfügung gestellt (Dauer ca. 20 Minuten).

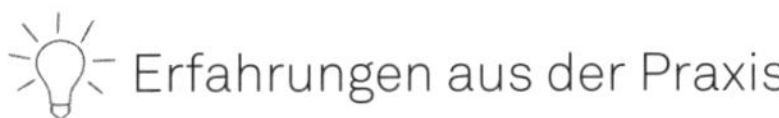

Hier ist es spannend, zu beobachten, inwieweit es den Patienten mittlerweile gelingt, sich frei zu bewegen, ohne dabei in zwanghaftes Bewegungsverhalten zurückzufallen.

Reflexion der erzielten Fortschritte und Transfersicherung

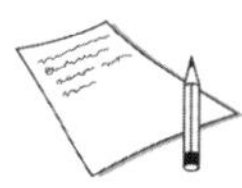

Arbeitsblatt 11: Meine Fortschritte während AGB und wie es weitergeht …

Mithilfe von Arbeitsblatt 11 sollen konkret die Fortschritte, die die Patienten während AGB erzielt haben, hervorgehoben werden. Andererseits sollen jedoch auch bereits Expositionen/Aufgaben für Situationen, in denen es den Patienten noch schwerfällt, das zwanghafte Bewegungsverhalten nicht auszuüben, konkret vorbereitet werden.

Je nach Gruppenzusammensetzung kann Arbeitsblatt 11 im Zweierkontakt zwischen Patient und Therapeut, in der Großgruppe oder als Gruppenarbeit zwischen je zwei Patienten bearbeitet und besprochen werden.

Abschluss

Klärung offener Fragen, Einholen des Feedbacks der Patienten und Verabschiedung.

Literatur

Adkins, E.C. & Keel, P.K. (2005). Does „excessive“ or „compulsive“ best describe exercise as a symptom of bulimia nervosa? *International Journal of Eating Disorders, 38* (1), 24–29. https://doi.org/10.1002/eat.20140

Agras, W.S. & Werne, J. (1978). Behavior therapy in anorexia nervosa: A data-based approach to the question. In J.P. Brady & H.K. Brodie (Eds.), *Controversy in psychiatry* (pp. 655–674). Philadelphia: Saunders.

Alexandridis, K., Probst, M. & Van Coppenrolle, H. (1995). Effects of a power training program on aspects of body experience and body composition in girls and women with anorexia nervosa. In H. Van Coppenrolle, Y. Vanlandenwijck, J. Simons, P. Van de Vliet & E. Neerinckx (Eds.), *First European Conference on Adapted Physical Activity and Sports: A White Paper on Research and Practice* (pp. 237–240). Leuven: Acco.

American Psychiatric Association (2018). *Diagnostisches und Statistisches Manual Psychischer Störungen – DSM-5* (Deutsche Ausgabe herausgegeben von P. Falkai und H.-U. Wittchen, mitherausgegeben von M. Döpfner, W. Gaebel, W. Maier, W. Rief, H. Saß und M. Zaudig) (2. korr. Aufl.). Göttingen: Hogrefe.

Arbeitsgemeinschaft der wissenschaftlichen medizinischen Fachgesellschaften (AWMF). (2018). *S3-Leitlinie „Diagnostik und Therapie der Essstörungen“.* Verfügbar unter https://www.awmf.org/leitlinien/detail/ll/051-026.html

Attia, E., Steinglass, J.E., Walsh, B.T., Wang, Y., Wu, P., Schreyer, C., Wildes, J., Yilmaz, Z., Guarda, A.S., Kaplan, A.S. & Marcus, M.D. (2019). Olanzapine Versus Placebo in Adult Outpatients With Anorexia Nervosa: A Randomized Clinical Trial. *The American journal of psychiatry, 176* (6), 449–456. https://doi.org/10.1176/appi.ajp.2018.18101125

Bell, H.S., Donovan, C.L. & Ramme, R. (2016). Is athletic really ideal? An examination of the mediating role of body dissatisfaction in predicting disordered eating and compulsive exercise. *Eating Behaviors, 21,* 24–29. https://doi.org/10.1016/j.eatbeh.2015.12.012

Berufsverband der Kinder- und Jugendärzte e.V. (Hrsg.). (2010). *Vitamin-D-Reserven an der frischen Luft auffüllen.* Verfügbar unter https://www.kinderaerzte-im-netz.de/news-archiv/meldung/article/vitamin-d-reserven-an-der-frischen-luft-auffuellen/

Beumont, P.J., Arthur, B., Russell, J.D. & Touyz, S.W. (1994). Excessive physical activity in dieting disorder patients: proposals for a supervised exercise program. *International Journal of Eating Disorders, 15* (1), 21–36. https://doi.org/10.1002/1098-108X(199401)15:1<21::AID-EAT2260150104>3.0.CO;2-K

Bewell-Weiss, C.V. & Carter, J.C. (2010). Predictors of excessive exercise in anorexia nervosa. *Comprehensive Psychiatry, 51* (6), 566–571. https://doi.org/10.1016/j.comppsych.2010.03.002

Biesalski, H.K., Pirlich, M., Bischoff, S.C. & Weimann, A. (2017). *Ernährungsmedizin* (5., vollständig überarbeitete und erweiterte Auflage). Stuttgart: Thieme.

Binford, R.B. & le Grange, D. (2005). Adolescents with bulimia nervosa and eating disorder not otherwise specified-purging only. *International Journal of Eating Disorders, 38* (2), 157–161. https://doi.org/10.1002/eat.20167

Blaak, E. (2001). Gender Differences in Fat Metabolism. *Current Opinion in Clinical Nutrition and Metabolic Care, 4,* 499–502. https://doi.org/10.1097/00075197-200111000-00006

Blinder, B.J., Freeman, D.M. & Stunkard, A.J. (1970). Behavior therapy of anorexia nervosa: effectiveness of activity as a reinforcer of weight gain. *The American Journal of Psychiatry, 126* (8), 1093–1098. https://doi.org/10.1176/ajp.126.8.1093

Bratland-Sanda, S., Sundgot-Borgen, J., Res, Ø., Rosenvinge, J.H., Hoffart, A. & Martinsen, E.W. (2010a). „I'm not physically active – I only go for walks“: physical activity in patients with longstanding eating disorders. *International Journal of Eating Disorders, 43* (1), 88–92. https://doi.org/10.1037/e522322010-004

Bratland-Sanda, S., Sundgot-Borgen, J., Res, Ø., Rosenvinge, J.H., Hoffart, A. & Martinsen, E.W. (2010b). Physical activity and exercise dependence during inpatient treatment of longstanding eating disorders: an exploratory study of excessive and non-excessive exercisers. *International Journal of Eating Disorders, 43* (3), 266–73. https://doi.org/10.1002/eat.20769

Bratland-Sanda, S., Martinsen, E.W., Rosenvinge, J.H., Rø, Ø., Hoffart, A. & Sundgot-Borgen, J. (2011). Exercise dependence score in patients with longstanding eating disorders and controls: The importance of affect regulation and physical activity intensity. *European Eating Disorders Review, 19* (3), 249–255. https://doi.org/10.1002/erv.971

Calogero, R.M. & Pedrotty, K.N. (2004). The practice and process of healthy exercise: an investigation of the treatment of exercise abuse in women with eating disorders. *Eating Disorders, 12* (4), 273–291. https://doi.org/10.1080/10640260490521352

Carter, J.C., Blackmore, E., Sutandar-Pinnock, K. & Woodside, D.B. (2004). Relapse in anorexia nervosa: a survival analysis. *Psychological Medicine, 34* (4), 671–679. https://doi.org/10.1017/S0033291703001168

Casper, R. & Jabine, L.N. (1996). An eight year follow up: Outcome from adolescent compared to adult onset anorexia nervosa. *Journal of Youth and Adolescence, 25* (4), 499–517. https://doi.org/10.1007/BF01537545

Cox, R.H., Thomas, T.R., Hinton, P.S. & Donahue, O.M. (2004). Effects of Acute 60 and 80 % VO2max Bouts of Aerobic Exercise on State Anxiety of Women of Different Age Groups across Time. *Research Quarterly for Exercise and Sport, 75* (2), 165–175. https://doi.org/10.1080/02701367.2004.10609148

Crisp, A.H. (1965). Clinical and therapeutic aspects of anorexia nervosa--a study of 30 cases. *Journal of Psychosomatic Research, 9* (1), 67–78. https://doi.org/10.1016/0022-3999(65)90013-9

Crisp, A.H., Hsu, L.K., Harding, B. & Hartshorn, J. (1980). Clinical features of anorexia nervosa. A study of a consecutive series of 102 female patients. *Journal of Psychosomatic Research, 24* (3–4), 179–191. https://doi.org/10.1016/0022-3999(80)90040-9

Cuntz, U. & Hillert, A. (2008). *Essstörungen: Ursachen – Symptome – Therapien* (4. Auflage). München: C.H. Beck.

Dalle Grave, R., Calugi, S. & Marchesini, G. (2008). Compulsive exercise to control shape or weight in eating disorders: prevalence, associated features, and treatment outcome. *Comprehensive Psychiatry, 49* (4), 346–352. https://doi.org/10.1016/j.comppsych.2007.12.007

Davis, C., Brewer, H. & Ratusny, D. (1993). Behavioral frequency and psychological commitment: necessary concepts in the study of excessive exercising. *Journal of Behavioral Medicine, 16* (6), 611–28. https://doi.org/10.1007/BF00844722

Davis, C., Katzman, D.K., Kaptein, S., Kirsh, C., Brewer, H., Kalmbach, K., ... Kaplan, A.S. (1997). The prevalence of high-level exercise in the eating disorders: etiological implications. *Comprehensive Psychiatry, 38* (6), 321–326. https://doi.org/10.1016/S0010-440X(97)90927-5

Davis, C., Kaptein, S., Kaplan, A.S., Olmsted, M.P. & Woodside, D.B. (1998). Obsessionality in anorexia nervosa: The moderating influence of exercise. *Psychosomatic Medicine, 60* (2), 192–7. https://doi.org/10.1097/00006842-199803000-00015

Davis, C., Katzman, D.K. & Kirsh, C. (1999). Compulsive physical activity in adolescents with anorexia nervosa: a psychobehavioral spiral of pathology. *Journal of Nervous and Mental Disease, 187* (6), 336–342. https://doi.org/10.1097/00005053-199906000-00002

Davis, C. & Kaptein, S. (2006). Anorexia nervosa with excessive exercise: a phenotype with close links to obsessive-compulsive disorder. *Psychiatry Research, 142* (2–3), 209–217. https://doi.org/10.1016/j.psychres.2005.11.006

Dittmer, N., Jacobi, C. & Voderholzer, U. (2018). Compulsive exercise in eating disorders: proposal for a definition and a clinical assessment. *Journal Of Eating Disorders, 6* (42), 1–9. https://doi.org/10.1186/s40337-018-0219-x

Dittmer, N., Voderholzer, U., von der Mühlen, M., Marwitz, M., Fumi, M., Mönch, C., ... Schlegl, S. (2018). Specialized group intervention for compulsive exercise in inpatients with eating disorders: feasibility and preliminary outcomes. *Journal of Eating Disorders, 6* (27), 1–11. https://doi.org/10.1186/s40337-018-0200-8

Dittmer, N., Voderholzer, U., Monch, C., Cuntz, U., Jacobi, C. & Schlegl, S. (2020). Efficacy of a Specialized Group Intervention for Compulsive Exercise in Inpatients with Anorexia Nervosa: A Randomized Controlled Trial. *Psychotherapy and Psychosomatics,* 1–13. https://doi.org/10.1159/000504583

Ehrlich, S., Burghardt, R., Schneider, N., Broecker-Preuss, M., Weiss, D., Merle, J.V., ... Hebebrand, J. (2009). The role of leptin and cortisol in hyperactivity in patients with acute and weight-recovered anorexia nervosa. *Progress in Neuro-Psychopharmacology and Biological Psychiatry, 33* (4), 658–662. https://doi.org/10.1016/j.pnpbp.2009.03.007

Ekman, P. & Friesen, W.V. (1975). *Unmasking the face: A guide to recognizing emotions from facial clues.* Englewood Cliffs, New Yersey: Prentice-Hall.

Epling, W.F., Pierce, W.D. & Stefan, L. (1983). A theory of activity-based anorexia. *International Journal of Eating Disorders, 3* (1), 27–46. https://doi.org/10.1002/1098-108X(198323)3:1<27::AID-EAT2260030104>3.0.CO;2-T

Exner, C., Hebebrand, J., Remschmidt, H., Wewetzer, C., Ziegler, A., Herpertz, S., ... Klingenspor, M. (2000). Leptin suppresses semi-starvation induced hyperactivity in rats: implications for anorexia nervosa. *Molecular Psychiatry, 5* (5), 476–481.. https://doi.org/10.1038/sj.mp.4000771

Fairburn, C.G., Cooper, Z. & Shafran, R. (2003). Cognitive behavior therapy for eating disorders: A „transdiagnostic" theory and treatment. *Behaviour Research and Therapy, 41,* 509–528. https://doi.org/10.1016/S0005-7967(02)00088-8

Favaro, A., Caregaro, L., Burlina, A.B. & Santonastaso, P. (2000). Tryptophan levels, excessive exercise, and nutritional status in anorexia nervosa. *Psychosomatic Medicine, 62* (4), 535–538. https://doi.org/10.1097/00006842-200007000-00012

Fox, C.S., Liu, Y., White, C.C., Feitosa, M., Smith, A.V., Heard-Costa, N. ... Borecki, I.B. (2012). Genome-Wide Association for Abdominal Subcutaneous and Visceral Adipose Reveals a Novel Locus for Visceral Fat in Women. *PLoS Genetics, 8* (5), e1002695. https://doi.org/10.1371/journal.pgen.1002695

Gallagher, D., Heymsfield, S.B., Heo, M., Jebb, S.A., Murgatroyd, P.R. & Sakamoto, Y. (2000). Healthy percentage body fat ranges: an approach for developing guidelines based on body mass index. *The American Journal of Clinical Nutrition, 72* (3), 694–701. https://doi.org/10.1093/ajcn/72.3.694

Gümmer, R., Giel, K.E., Schag, K., Resmark, G., Junne, F.P., Becker, S., ... Teufel, M. (2015). High levels of physical activity in anorexia nervosa: a systematic review. *European Eating Disorders Review, 23* (5), 333–344. https://doi.org/10.1002/erv.2377

Guidi, J., Brakemeier, E.L., Bockting, C.L.H., Cosci, F., Cuijpers, P., Jarrett, R.B., ... Fava, G.A. (2018). Methodological Recommendations for Trials of Psychological Interventions. *Psychotherapy and Psychosomatics, 87* (5), 276–284. https://doi.org/10.1159/000490574

Gull, W. (1888). Anorexia nervosa. *The Lancet, 131* (3368), 516–517.

Hay, P., Touyz, S., Arcelus, J., Pike, K., Attia, E., Crosby, R.D., Madden, S. et al. (2018). A randomized controlled trial of the compuLsive Exercise Activity TheraPy (LEAP): A new approach to compulsive exercise in anorexia nervosa. *International Journal of Eating Disorders, 51* (8), 999–1004. https://doi.org/10.1002/eat.22920

Hebebrand, J., Exner, C., Hebebrand, K., Holtkamp, C., Casper, R.C., Remschmidt, H., ... Klingenspor, M. (2003). Hyperactivity in patients with anorexia nervosa and in semistarved rats: evidence for a pivotal role of hypoleptinemia. *Physiology and Behavior, 79* (1), 25–37. https://doi.org/10.1016/S0031-9384(03)00102-1

Hebebrand, J., Muller, T.D., Holtkamp, K. & Herpertz-Dahlmann, B. (2007). The role of leptin in anorexia nervosa: Clinical implications. *Molecular Psychiatry, 12* (1), 23–35. https://doi.org/10.1038/sj.mp.4001909

Hebebrand, J. & Albayrak, O. (2012). Leptin treatment of patients with anorexia nervosa? The urgent need for initiation of clinical studies. *European Child and Adolescent Psychiatry, 21* (2), 63–66. https://doi.org/10.1007/s00787-012-0243-3

Hebebrand, J., Milos, G., Wabitsch, M., Teufel, M., Fuhrer, D., Buhlmeier, J., ... Antel, J. (2019). Clinical Trials Required to Assess Potential Benefits and Side Effects of Treatment of Patients With Anorexia Nervosa With Recombinant Human Leptin. *Frontiers in Psychology, 10* (769), 1–23. https://doi.org/10.3389/fpsyg.2019.00769

Hechler, T., Beumont, P., Touyz, S., Marks, P. & Vocks, S. (2005). Die Bedeutung körperlicher Aktivität bei Anorexia nervosa: Dimensionen, Erfassung und Behandlungsstrategien aus Expertensicht. *Verhaltenstherapie, 15* (3), 140–147. https://doi.org/10.1159/000087374

Heid, I.M., Jackson, A.U., Randall, J.C., Winkler, T.W., Qi, L., Steinthorsdottir, V. ... Lindgren, C.M. (2010). Meta-analysis identifies 13 new loci associated with waist-hip ratio and reveals sexual dimorphism in the genetic basis of fat distribution. *Nature Genetics, 42* (11), 949–960. https://doi.org/10.1038/ng.685

Holtkamp, K., Herpertz-Dahlmann, B., Mika, C., Heer, M., Heussen, N., Fichter, M.M., ... Hebebrand, J. (2003). Elevated physical activity and low leptin levels co-occur in patients with anorexia nervosa. *Journal of Clinical Endocrinology and Metabolism, 88* (11), 5169–5174. https://doi.org/10.1210/jc.2003-030569

Holtkamp, K., Hebebrand, J. & Herpertz-Dahlmann, B. (2004). The contribution of anxiety and food restriction on physical activity levels in acute anorexia nervosa. *The International Journal of Eating Disorders, 36* (2), 163–171. https://doi.org/10.1002/eat.20035

Holtkamp, K., Herpertz-Dahlmann, B., Hebebrand, K., Mika, C., Kratzsch, J. & Hebebrand, J. (2006). Physical activity and restlessness correlate with leptin levels in patients with adolescent anorexia nervosa. *Biological Psychiatry, 60* (3), 311–313. https://doi.org/10.1016/j.biopsych.2005.11.001

Keys, A., Brozek, J., Haeuschel, A., Mickelson, O. & Taylor, H.L. (1950). *The Biology of Human Starvation.* Minneapolis: University of Minnesota Press. https://doi.org/10.5749/j.ctv9b2tqv

Kissner, A. (2020). *Die Sixpack-Mythen und das Erfolgsgeheimnis.* Verfügbar unter https://www.t-online.de/gesundheit/fitness/id_77688306/sixpack-mythen-und-das-erfolgsgeheimnis-effektives-workout-im-video.html

Kostrzewa, E., van Elburg, A.A., Sanders, N., Sternheim, L., Adan, R.A.H. & Kas, M.J.H. (2013). Longitudinal Changes in the Physical Activity of Adolescents with Anorexia Nervosa and their Influence on Body Composition and Leptin Serum Levels after Recovery. *PLoS ONE, 8* (10), e78251. https://doi.org/10.1371/journal.pone.0078251

Kron, L., Katz, J.L., Gorzynski, G. & Weiner, H. (1978). Hyperactivity in anorexia nervosa: a fundamental clinical feature. *Comprehensive Psychiatry, 19* (5), 433–440. https://doi.org/10.1016/0010-440X(78)90072-X

Kuk, J. & Ross, R. (2009). Influence of Sex on Total and Regional Fat Loss in Overweight and Obese Men and Women. *International Journal of Obesity, 33,* 629–634. https://doi.org/10.1038/ijo.2009.48

Long, C.G., Smith, J., Midgley, M. & Cassidy, T. (1993). Overexercising in anorexic and normal samples: Behaviour and attitudes. *Journal of Mental Health, 2* (4), 321–327. https://doi.org/10.3109/09638239309016967

Long, C.G. & Hollin, C.R. (1995). Assessment and management of eating disordered patients who over-exercise: A four-year follow-up of six single case studies. *Journal of Mental Health, 4* (3), 309–316. https://doi.org/10.1080/09638239550037604

March, J., Frances, A. & Carpenter, D. (1997). Treatment of obsessive-compulsive disorder. The Expert Consensus Panel for obsessive-compulsive disorder. *Journal of Clinical Psychiatry, 58* (Suppl. 4), 2–72.

Marquardt, M. (2008). *Die Laufbibel. Das Standardwerk zum gesunden Laufen.* Hamburg: Spomedis GmbH.

Mavissakalian, M. (1982). Anorexia nervosa treated with response prevention and prolonged exposure. *Behaviour Research and Therapy, 20* (1), 27–31. https://doi.org/10.1016/0005-7967(82)90005-5

Mayer, L.E., Klein, D.A., Black, E., Attia, E., Shen, W., Mao, X., ... Walsh, B.T. (2009). Adipose tissue distribution after weight restoration and weight maintenance in women with anorexia nervosa. *The American Journal of Clinical Nutrition, 90* (5), 1132–1137. https://doi.org/10.3945/ajcn.2009.27820

Meyer, C., Taranis, L. & Touyz, S. (2008). Excessive exercise in the eating disorders: a need for less activity from patients and more from researchers .... *European Eating Disorders Review, 16* (2), 81–83. https://doi.org/10.1002/erv.863

Meyer, C. & Taranis, L. (2011). Exercise in the eating disorders: terms and definitions. *European Eating Disorders Review, 19* (3), 169–173. https://doi.org/10.1002/erv.1121

Meyer, C., Taranis, L., Goodwin, H. & Haycraft, E. (2011). Compulsive exercise and eating disorders. *European Eating Disorders Review, 19* (3), 174–189. https://doi.org/10.1002/erv.1122

Milos, G., Antel, J., Kaufmann, L.-K., Barth, N., Koller, A., Tan, S., Wiesing, U. et al. (2020). Short-term metreleptin treatment of patients with anorexia nervosa: rapid on-set of beneficial cognitive, emotional, and behavioral effects. *Translational Psychiatry, 10,* 303.

Mond, J.M. & Calogero, R.M. (2009). Excessive Exercise in Eating Disorder Patients and in Healthy Women. *Australian and New Zealand Journal of Psychiatry, 43* (3), 227–234. https://doi.org/10.1080/00048670802653323

Murray, S.B., Griffiths, S., Rieger, E. & Touyz, S. (2014). A comparison of compulsive exercise in male and female presentations of anorexia nervosa: what is the difference? *Advances in Eating Disorders, 2* (1), 65–70. https://doi.org/10.1080/21662630.2013.839189

Naylor, H., Mountford, V. & Brown, G. (2011). Beliefs about Excessive Exercise in Eating Disorders: The Role of Obsessions and Compulsions. *European Eating Disorders Review, 19* (3), 226–236. https://doi.org/10.1002/erv.1110

Noetel, M., Miskovic-Wheatley, J., Crosby, R.D., Hay, P., Madden, S. & Touyz, S. (2016). A clinical profile of compulsive exercise in adolescent inpatients with anorexia nervosa. *Journal of Eating Disorders, 4,* 1. https://doi.org/10.1186/s40337-016-0090-6

Noetel, M., Dawson, L., Hay, P. & Touyz, S. (2017). The assessment and treatment of unhealthy exercise in adolescents with anorexia nervosa: A Delphi study to synthesize clinical knowledge. *The International Journal of Eating Disorders, 50* (4), 378–388. https://doi.org/10.1002/eat.22657

Penas-Lledo, E., Vaz Leal, F.J. & Waller, G. (2002). Excessive exercise in anorexia nervosa and bulimia nervosa: relation to eating characteristics and general psychopathology. *International Journal of Eating Disorders, 31* (4), 370–375. https://doi.org/10.1002/eat.10042

Pollice, C., Kaye, W.H., Greeno, C.G. & Weltzin, T.E. (1997). Relationship of depression, anxiety, and obsessionality to state of illness in anorexia nervosa. *International Journal of Eating Disorders, 21* (4), 367–376. https://doi.org/10.1002/(sici)1098-108x(1997)21:4<367::aid-eat10>3.0.co;2-w

Rütten, A., Abu-Omar, K., Lampert, T. & Ziese, T. (2005). *Gesundheitsberichterstattung des Bundes* (Heft 26, Körperliche Aktivität). Berlin: Robert Koch-Institut.

Schlegel, S., Hafner, D., Hartmann, A., Fuchs, R. & Zeeck, A. (2012). Ambulante Sporttherapie für Patientinnen mit Essstörungen: Ein Pilotprojekt. *Psychotherapie, Psychosomatik, Medizinische Psychologie, 62* (12), 456–62. https://doi.org/10.1055/s-0032-1316370

Schlegel, S., Hartmann, A., Fuchs, R. & Zeeck, A. (2015). The Freiburg sport therapy program for eating disordered outpatients: a pilot study. *Eating and Weight Disorders - Studies on Anorexia, Bulimia and Obesity, 20* (3), 319–327. https://doi.org/10.1007/s40519-015-0182-3

Schlegl, S., Vierl, L., Dittmer, N., Rauh, E., Huber, T. & Voderholzer, U. (2021). *Validation of the German version of the Compulsive Exercise Test in patients with eating disorders.* Submitted for publication.

Schneider, S. & Margraf, J. (2017). *Agoraphobie und Panikstörung* (2., überarbeitete Auflage) Göttingen: Hogrefe. https://doi.org/10.1026/02513-000

Shroff, H., Reba, L., Thornton, L.M., Tozzi, F., Klump, K.L., Berrettini, W.H., ... Bulik, C.M. (2006). Features associated with excessive exercise in women with eating disorders. *International Journal of Eating Disorders, 39* (6), 454–461. https://doi.org/10.1002/eat.20247

Siegl, J. & Reinecker, H. (2010). Verhaltenstherapeutische Interventionen. In E. Leibing, W. Hiller & S. Sulz (Hrsg.), *Lehrbuch der Psychotherapie. Band 3: Verhaltenstherapie* (S. 123–156). München: CIP-Medien.

Smith, A.R., Fink, E.L., Anestis, M.D., Ribeiro, J.D., Gordon, K.H., Davis, H., ... Joiner, T.E. (2013). Exercise caution: over-exercise is associated with suicidality among individuals with disordered eating. *Psychiatry Research, 206* (2–3), 246–55. https://doi.org/10.1016/j.psychres.2012.11.004

Solenberger, S.E. (2001). Exercise and eating disorders: a 3-year inpatient hospital record analysis. *Eating Behaviors, 2* (2), 151–168. https://doi.org/10.1016/S1471-0153(01)00026-5

Steinglass, J.E., Sysko, R., Glasofer, D., Albano, A.M., Simpson, H.B. & Walsh, B.T. (2011). Rationale for the application of exposure and response prevention to the treatment of anorexia nervosa. *International Journal of Eating Disorders, 44* (2), 134–141. https://doi.org/10.1002/eat.20784

Stiles-Shields, E.C., Labuschagne, Z., Goldschmidt, A.B., Doyle, A.C. & Le Grange, D. (2012). The use of multiple methods of compensatory behaviors as an indicator of eating disorder severity in treatment-seeking youth. *International Journal of Eating Disorders, 45* (5), 704–710. https://doi.org/10.1002/eat.22004

Stiles-Shields, C., Bamford, B., Lock, J. & Le Grange, D. (2015). The effect of driven exercise on treatment outcomes for adolescents with anorexia and bulimia nervosa. *International Journal of Eating Disorders, 48* (4), 392–396. https://doi.org/10.1002/eat.22281

Strober, M., Freeman, R. & Morrell, W. (1997). The long-term course of severe anorexia nervosa in adolescents: Survival analysis of recovery, relapse, and outcome predictors over 10–15 years in a prospective study. *International Journal of Eating Disorders, 22* (4), 339–360. https://doi.org/10.1002/(SICI)1098-108X(199712)22:4<339::AID-EAT1>3.0.CO;2-N

Svaldi, J., Griepenstroh, J., Tuschen-Caffier, B. & Ehring, T. (2012). Emotion regulation deficits in eating disorders: a marker of eating pathology or general psychopathology? *Psychiatry Research, 197* (1–2), 103–111. https://doi.org/10.1016/j.psychres.2011.11.009

Taranis, L., Touyz, S. & Meyer, C. (2011). Disordered eating and exercise: development and preliminary validation of the compulsive exercise test (CET). *European Eating Disorders Review, 19* (3), 256–268. https://doi.org/10.1002/erv.1108

Taranis, L., Touyz, S., La Puma, M. & Meyer, C. (2011). *Loughborough Eating-disorder Activity Programme. „LEAP". Group Cognitive-Behavioural Therapy for Compulsive Exercise in the Eating Disorders: Therapist Manual.* Retrieved from https://www.otforeatingdisorders.co.uk/resources/LEAP%20Group%20Programme%20Manual.pdf

Techniker Krankenkasse (Hrsg.). (2015). *Sport als Therapie. Mit Bewegung zu mehr Gesundheit* (2. Aufl.). Verfügbar unter https://www.tk.de/techniker/unternehmensseiten/unternehmen/broschueren-und-mehr/broschuere-sport-therapie-2015310

Touyz, S.W., Beumont, P.J., Glaun, D., Phillips, T. & Cowie, I. (1984). A comparison of lenient and strict operant conditioning programmes in refeeding patients with anorexia nervosa. *British Journal of Psychiatry, 144,* 517–520. https://doi.org/10.1192/bjp.144.5.517

Treasure, J., Cardi, V. & Kan, C. (2012). Eating in eating disorders. *European Eating Disorders Review, 20* (1), 42–49. https://doi.org/10.1002/erv.1090

White, U.A. & Tchoukalova, Y.D. (2014). Sex dimorphism and depot differences in adipose tissue function. *Biochimica et Biophysica Acta, 1842* (3), 377–392. https://doi.org/10.1016/j.bbadis.2013.05.006

Walder, A. & Baumann, P. (2008). Increased creatinine kinase and rhabdomyolysis in anorexia nervosa. *International Journal of Eating Disorders, 41* (8), 766–767. https://doi.org/10.1002/eat.20548

World Health Organization (WHO). (2010). *Global recommendations on physical activity for health.* Retrieved from https://www.who.int/dietphysicalactivity/pa/en/

Young, S., Rhodes, P., Touyz, S. & Hay, P. (2013). The relationship between obsessive-compulsive personality disorder traits, obsessive-compulsive disorder and excessive exercise in patients with anorexia nervosa: a systematic review. *Journal of Eating Disorders, 1* (1), 16. https://doi.org/10.1186/2050-2974-1-16

Young, S., Touyz, S., Meyer, C., Arcelus, J., Rhodes, P., Madden, S., ... Hay, P. (2018). Relationships between compulsive exercise, quality of life, psychological distress and motivation to change in adults with anorexia nervosa. *Journal of Eating Disorders, 6,* 2. https://doi.org/10.1186/s40337-018-0188-0

Zeeck, A., Herpertz, S. & Deutsche Gesellschaft für Essstörungen e.V. (DGESS) (2010). *S3-Leitlinie „Diagnostik und Therapie der Essstörungen".* Berlin: Arbeitsgemeinschaft der wissenschaftlichen medizinischen Fachgesellschaften (AWMF).

Zeeck, A., Schlegel, S., Giel, K.E., Junne, F., Kopp, C., Joos, A., Davis, C. & Hartmann, A. (2017). Validation of the German Version of the Commitment to Exercise Scale. *Psychopathology, 50,* 146–156. https://doi.org/10.1159/000455929

Zeeck, A., Schlegel, S., Jagau, F., Lahmann, C. & Hartmann, A. (2020). The Freiburg sport therapy program for eating disorders: a randomized controlled trial. *Journal of Eating Disorders, 8* (31). https://doi.org/10.1186/s40337-020-00309-0

Anhang

Willkommen in der Gruppe „Aufbau eines gesunden Bewegungsverhaltens"!

Liebe Patientin, lieber Patient,

Sie haben heute an der ersten Gruppensitzung der Gruppe „Aufbau eines gesunden Bewegungsverhaltens (AGB)" teilgenommen. An dieser Stelle möchten wir Ihnen gerne einige Informationen zum Inhalt und Ablauf unserer Gruppe geben.

Was versteht man unter zwanghaftem Bewegungsverhalten bei Patientinnen und Patienten mit einer Essstörung?

Viele Patientinnen und Patienten mit einer Essstörung entwickeln im Verlauf ihrer Erkrankung ein zwanghaftes Bewegungsverhalten. Dieses zeigt sich in Form von

- verstärkter sportlicher Betätigung (z. B. häufiges Joggen, intensives Fitnesstraining),
- Intensivierung von Alltagsaktivitäten (z. B. gezielt zu Fuß gehen, anstatt den Bus zu nehmen, Treppen steigen, anstatt den Aufzug zu benutzen, häufige und/oder lange Spaziergänge, ständiges „auf den Beinen sein") oder
- Bewegungsunruhe (z. B. ständiges Wippen mit den Beinen).

Zu Beginn steht dabei häufig der Gedanke im Vordergrund, dass mehr Bewegung neben einer Einschränkung der Nahrungszufuhr eine weitere Möglichkeit zur Gewichtsreduktion oder -stabilisierung darstellt. Im weiteren Verlauf automatisiert sich das Bewegungsverhalten jedoch zunehmend. Dadurch rücken die Wichtigkeit der Einhaltung bestimmter Regeln (z. B. festgelegtes tägliches Bewegungspensum oder festgelegte Übungen/Spaziergänge, die zu bestimmten Uhrzeiten absolviert werden müssen) bzw. die Angst vor unangenehmen Konsequenzen (z. B. Schuldgefühle, hohe innere Anspannung) bei Nichteinhaltung dieser Regeln immer mehr in den Vordergrund.

Ebenso treten im Verlauf zunehmend negative Folgen auf:

- körperliche (z. B. körperliche Erschöpfung oder Überlastungsbrüche),
- soziale (z. B. keine Zeit mehr für gemeinsame Freizeitaktivitäten mit Freunden) oder
- psychische (z. B. zunehmende Reizbarkeit durch fehlende Erholungsphasen).

Eine eigenständige Kontrolle oder Einschränkung des eigenen Bewegungsverhaltens ist schließlich kaum noch möglich.

Was ist das Ziel der Gruppe?

Wir möchten Sie beim Abbau Ihres problematischen Bewegungsverhaltens und beim Wiederaufbau eines gesunden Freizeitverhaltens mit einem ausgewogenen Verhältnis von Bewegung und Erholung unterstützen. Zusätzlich möchten wir die Freude an der Bewegung wieder in den Vordergrund stellen.

Wie läuft die Gruppe ab?

Die Gruppe „Aufbau eines gesunden Bewegungsverhaltens“ findet zweimal wöchentlich statt. Die Gruppe umfasst acht Gruppensitzungen sowie Expositionen (im Einzelsetting).

In jeder Gruppensitzung wird durch eine Kombination bewegungs- und psychotherapeutischer Elemente sowohl an Ihrem problematischen Bewegungsverhalten selbst als auch an zugrundeliegenden Schwierigkeiten gearbeitet.

Welche Inhalte werden in der Gruppe vermittelt?

Der erste Teil der Gruppe hat das Ziel, dass Sie mehr Verständnis für Ihr eigenes Bewegungsverhalten entwickeln: Er beinhaltet die Reflexion der Entwicklung, des momentanen Ausmaßes und der Konsequenzen Ihres problematischen Bewegungsverhaltens. Ebenso werden Sie konkrete Situationen identifizieren, in denen Sie häufig mit verstärkter Bewegung reagieren. In diesem Zusammenhang werden Sie auch kurz- oder langfristige Konsequenzen, die dieses Verhalten aufrechterhalten, erkennen. Außerdem werden Sie ruhige Bewegungsformen erleben.

Im Anschluss wird der Unterschied zwischen „normalem Bewegungsverhalten“ und „zwanghaftem Bewegungsverhalten“ erarbeitet und eine gemeinsame Beantwortung der Frage „Wie viel Bewegung ist normal?“ vorgenommen. Ergänzend finden spielerische Bewegungseinheiten statt.

Als nächster Schritt werden Annahmen über den Zusammenhang zwischen Bewegung, Gewichtszunahme, Körperzusammensetzung, Figur, Verdauung und Selbstwert hinterfragt, die dem zwanghaften Bewegungsverhalten häufig zugrunde liegen. Hier werden Sie sich auch mit verschiedenen Körperstrukturen auseinandersetzen.

Ein weiterer Schwerpunkt wird darauf liegen, mit therapeutischer Unterstützung Strategien zu entwickeln, mit denen Sie ohne verstärkte Bewegung v. a. mit unangenehmen Gefühlen verschiedener Intensität umgehen können.

Der letzte Teil der Gruppe beschäftigt sich mit dem Wiederaufbau eines gesunden Freizeit- und Bewegungsverhaltens.

Parallel zu den Gruppentherapieeinheiten werden Sie auch sogenannte „Expositionen“ durchführen, in denen Sie sich mit Unterstützung eines Therapeuten/einer Therapeutin schwierigen Situationen stellen, ohne wie bisher mit verstärkter Bewegung zu reagieren. Ziel dabei ist, dass Sie die mit diesen Situationen verbundenen unangenehmen Gedanken und Gefühle gezielt auf deren Realitätsgehalt überprüfen und evtl. sogar verändern können. Diese Expositionen werden in unserer Gruppe gut vorbereitet, sodass Sie sich in aufsteigendem Schwierigkeitsgrad und mit therapeutischer Unterstützung gezielt mit den Situationen auseinandersetzen können, die für Sie persönlich eine Herausforderung darstellen.

Wir wünschen Ihnen eine erfolgreiche Zeit in unserer Gruppe!

Einheit 1 **Arbeitsblatt 1**

Interview zum eigenen Bewegungsverhalten

1. Wie würdest du dein Bewegungsverhalten bezüglich Häufigkeit und Form beschreiben?

a) Wie viel Zeit am Tag verbringst du hier in der Klinik schätzungsweise mit Bewegung, die du gezielt ausübst, um deinem zwanghaften Bewegungsverhalten nachzugehen?

b) Wie viel Zeit hast du in der Phase, in der dein Bewegungsdrang am stärksten war, mit Bewegung verbracht?

c) Welche Bewegungsarten übst du dabei zurzeit hauptsächlich aus?
Beispiele: Spazierengehen, Joggen, Radfahren, „Umherwandern" und Treppensteigen in der Klinik, Dehn-/Kraftübungen, Sit-ups, Stehen anstatt Sitzen, Wippen mit den Beinen.

d) Welche Bewegungsarten hast du in der Phase, in der dein Bewegungsdrang am stärksten war, hauptsächlich ausgeübt?

2. Wie hat sich dein zwanghaftes Bewegungsverhalten entwickelt?

3. Warum bewegst du dich so viel?

4. Kannst du (belastende) Folgen deiner vielen Bewegung an dir selbst erkennen?
Körperliche Folgen: z. B. Gelenk- oder Muskelschmerzen, Erschöpfung
Soziale Folgen: z. B. fehlende Zeit für Freunde, Konflikte mit Freunden/Familie
Psychische Folgen: z. B. zunehmender „Zwang", ein bestimmtes Bewegungspensum einzuhalten, bzw. schlechtes Gewissen, wenn das übliche Bewegungsverhalten nicht eingehalten wurde

Einheit 1 **Arbeitsblatt 2**

Meine Therapieziele

Wir möchten Sie bitten, sich bis zur jeweils nächsten Therapieeinheit Ziele zu setzen, die Sie zur Reduktion Ihres zwanghaften Bewegungsverhaltens und schrittweisen Normalisierung Ihres Bewegungsverhaltens erreichen möchten.

Ihre Ziele sollten ***konkret, positiv formuliert***, realistisch ***erreichbar*** und ***überprüfbar*** sein.

Beispiele:

- „Ich werde konsequent den Aufzug nehmen, anstatt Treppen zu steigen."
- „Ich werde mein tägliches Bewegungspensum auf 1,5 h/Tag einschränken."

Einheit	Therapieziele
1	
2	
3	
4	
5	
6	
7	

Einheit 2 Arbeitsblatt 3

Typische kritische Situationen

Ihr problematisches Bewegungsverhalten hat sich verselbstständigt und bestimmt häufig Ihren Alltag. Eine eigenständige Kontrolle Ihres Bewegungsverhaltens ist kaum noch möglich, vielmehr wird Ihr Bewegungsverhalten durch verschiedene Pläne, Regeln, Gedanken und Ängste bestimmt. Ein erster Ansatzpunkt, um wieder Kontrolle über das eigene Bewegungsverhalten zu erlangen, ist, typische kritische Situationen Schritt für Schritt in allen Einzelheiten zu betrachten und zu durchschauen.

Als Vorbereitung dazu bitten wir Sie, sich mindestens drei konkrete Situationen aufzuschreiben, in denen Sie verstärkt mit problematischem Bewegungsverhalten reagiert haben. Notieren Sie dabei bitte jeweils genau,

- in welcher ***Situation*** Sie sich befanden,
- ***wo*** Sie sich befanden,
- ***welche Uhrzeit*** es war,
- ggf. ***mit wem*** Sie gerade zusammen waren.

1. Situation:

2. Situation:

3. Situation:

Einheit 2 Arbeitsblatt 4

Verhaltensanalyse

Wir bitten Sie, auf der Grundlage von Informationsblatt 2 eine eigene Verhaltensanalyse für eine Situation durchzuführen, in der Sie mit problematischem Bewegungsverhalten reagiert haben.

Situation → Gedanken → Gefühle → Verhalten → Konsequenzen

Interview mit einer gesunden gleichaltrigen Person

Bitte führen Sie das folgende Interview durch. Dazu wählen Sie bitte eine Person aus, die in Ihrem Alter ist, und interviewen sie persönlich oder per Telefon. Ihr Interviewpartner oder Ihre Interviewpartnerin sollte kein Mitpatient und keine Mitpatientin sein und keinen Wettkampfsport betreiben. Ebenfalls sollte er oder sie körperlich und psychisch gesund sein.

Diese Aufgabe dient für Sie zur Normfindung bzgl. eines gesunden Sport- und Bewegungsverhaltens.

1. **Welche Sportarten übst du regelmäßig aus? Alleine oder im Team?**

2. **Wie häufig und wie lange treibst du pro Woche Sport?**

3. **Gibt es Tage, an denen du keinen Sport machst? Gibt es Tage, an denen du dich kaum bewegst?**

4. **Wie häufig und wie lange gehst du pro Woche spazieren?**

5. **Warum machst du Sport? Welche Folgen hat der Sport für deine Gesundheit, deine Stimmung und deine Kontakte mit Gleichaltrigen?**

6. **Was machst du nach dem Essen?**

7. **Was machst du, wenn es dir einmal schlecht geht, d.h. du traurig bist, Angst hast etc.?**

Einheit 2 **Informationsblatt 1**

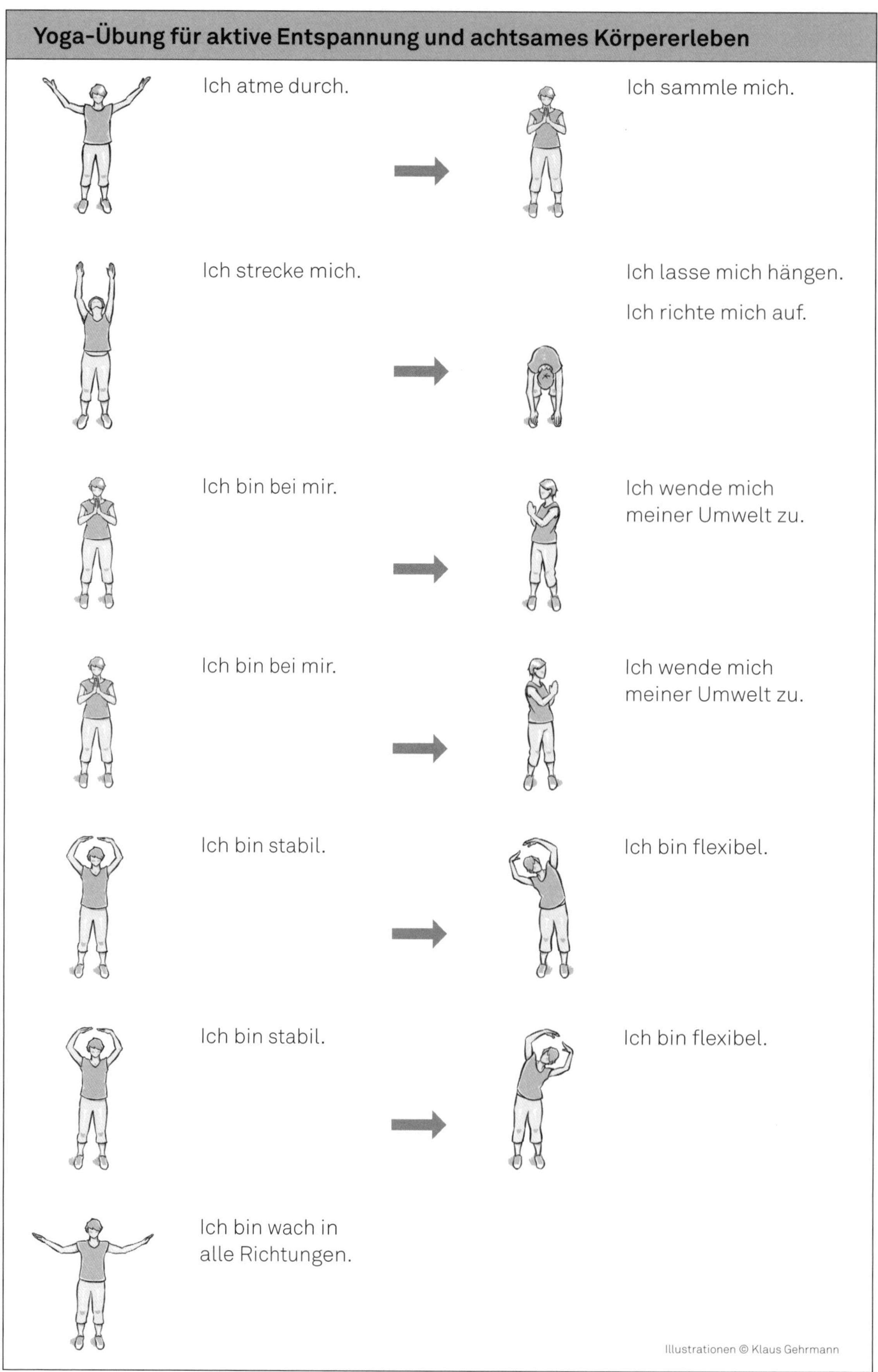

Verhaltensanalyse

Situation →	Gedanken →	Gefühle →	Verhalten →	Konsequenzen
(Auslösende Situation)			(Problemverhalten)	(Folgen des Verhaltens)
In welcher Situation befinden Sie sich?	Welche Gedanken treten bei Ihnen in dieser Situation auf?	Welche Gefühle kommen daraufhin bei Ihnen auf?	Wie haben Sie in dieser Situation bisher reagiert?	Was passiert dann kurz- und langfristig? Sind diese Konsequenzen positiv oder negativ?

Ziel der Verhaltensanalyse ist, zu untersuchen, in welchen auslösenden Situationen Sie aufgrund Ihrer persönlichen Gedanken und Gefühle mit Ihrem typischen problematischen Bewegungsverhalten reagieren. Ebenso wichtig ist zu überlegen, durch welche kurz- oder langfristigen Konsequenzen dieses Verhalten aufrechterhalten wird bzw. welche kurz- oder langfristigen negativen Konsequenzen Sie zur Reduktion/Aufgabe dieses Verhaltens motivieren könnten.

Einheit 3 | Arbeitsblatt 6 – Seite 1/2

Hierarchie für Expositionen

Wir bitten Sie, auf diesem Blatt Ihre persönlichen angst- und anspannungsauslösenden Situationen in eine hierarchische Reihenfolge zu bringen. Bitte notieren Sie ebenfalls konkret, welches Verhalten Sie anstatt des bisherigen zwanghaften Bewegungsverhaltens bei der Exposition zeigen möchten.

Beispiel: Einen Tag nicht „spazieren gehen", sondern die Zeit mit Mitpatienten verbringen.

Bei der Erstellung der Hierarchie kann folgende Frage hilfreich sein:

„Wie schwierig wäre es, wenn ich mein zwanghaftes Bewegungsverhalten in dieser Situation nicht ausführen könnte?"

Schwierigkeit in %

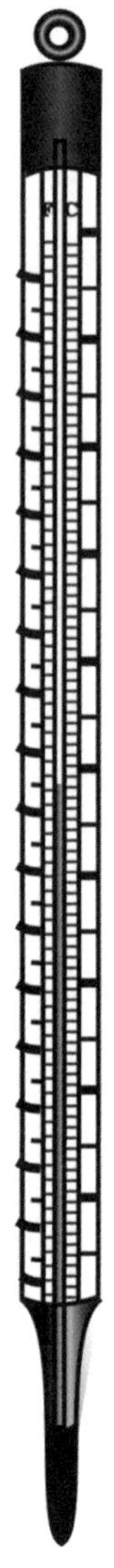

100 % ______________________

90 % ______________________

80 % ______________________

70 % ______________________

60 % ______________________

50 % ______________________

40 % ______________________

30 % ______________________

20 % ______________________

10 % ______________________

0 % ______________________

Einheit 3 Arbeitsblatt 6 – Seite 2/2

STOP

Verhalten, das ich vor, während und nach den Expositionen unterlassen möchte:

1. ______________________________
____

2. ______________________________
____

3. ______________________________
____

4. ______________________________
____

5. ______________________________
____

6. ______________________________
____

7. ______________________________
____

8. ______________________________
____

Einheit 3 — Informationsblatt 3 – Seite 1/3

Expositionen gegen zwanghaftes Bewegungsverhalten
Warum sollte ich gezielt das tun, was ich am meisten fürchte?

Was ist eine Exposition mit Reaktionsverhinderung?

Bei Expositionen mit Reaktionsverhinderung handelt es sich um verhaltenstherapeutische Interventionen, bei denen sich Patientinnen und Patienten gezielt individuellen angst- und anspannungsauslösenden Situationen aussetzen. Trotz der aufkommenden Angst und körperlichen Anspannung unterlassen sie bewusst ihr „übliches" Zwangsverhalten, das zu einer raschen Abnahme dieser unangenehmen Gefühle führen würde.

Im Falle des zwanghaften Bewegungsverhaltens könnte sich eine Patientin z. B. nach dem Mittagessen gezielt für 30 Minuten auf die Couch setzen, anstatt „spazieren zu gehen".

Warum sollte ich mich auf Expositionen mit Reaktionsverhinderung einlassen?

Typisch für Patienten mit zwanghaftem Bewegungsverhalten ist die Erwartung, dass die bei einer Nichtausführung des „üblichen" Bewegungsverhaltens auftretenden unangenehmen Gefühle wie Angst oder Schuld und auch körperliche Anspannung in ihrer Intensität immer weiter bis in unerträgliche Höhen ansteigen oder dauerhaft auf einer hohen Intensität bleiben (Anspannungskurve C und D, S. 2). Hintergrund der auftretenden Angst und Anspannung sind meist bestimmte Befürchtungen bzgl. negativer Konsequenzen bei Unterlassung des zwanghaften Bewegungsverhaltens (z. B. „Wenn ich mich nach den Mahlzeiten nicht gezielt bewege, nehme ich bis zum Wiegen morgen 2,7 kg zu.").

In kritischen, mit bestimmten Befürchtungen verbundenen Situationen, wie z. B. nach Mahlzeiten, wird deshalb meist schon „vorbeugend", d. h. bevor es überhaupt zu einem deutlichen Anstieg unangenehmer Gefühle und körperlicher Anspannung kommt, das zwanghafte Bewegungsverhalten ausgeübt. Intensive unangenehme Gefühle und körperliche Anspannung können so vermieden werden, was dieses Vermeidungsverhalten kurzfristig natürlich vorteilhaft macht (Anspannungskurve A, S. 2).

Expositionen ermöglichen Ihnen nun folgende Erfahrungen:

1. Sie können dem starken Drang, sich zu bewegen, widerstehen und so Schritt für Schritt wieder selbst die Kontrolle über Ihr Bewegungsverhalten erlangen.
2. Die Intensität von Angst und Anspannung ist zwar unangenehm, aber auszuhalten.
3. Sie können die mit Unterlassen Ihres zwanghaften Bewegungsverhaltens verbundenen Befürchtungen gezielt auf deren Realitätsgehalt überprüfen.
4. Die Intensität von Angst und Anspannung erreicht einen Höhepunkt und nimmt dann auch ohne das zwanghafte Bewegungsverhalten langsam, aber kontinuierlich wieder ab (sogenannte Löschung der Angstreaktion; Anspannungskurve B, S. 2).

Anspannungskurven

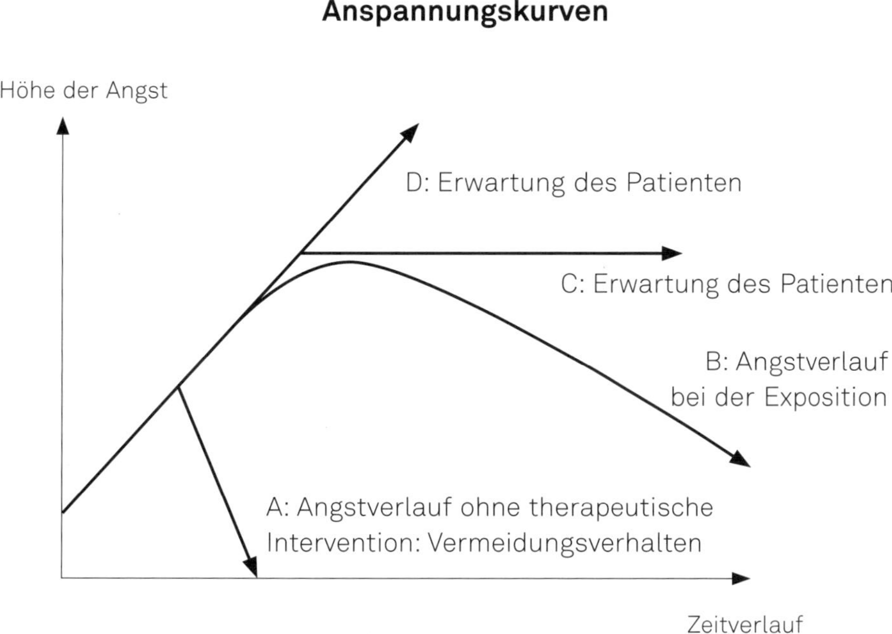

nach Siegl, J. & Reinecker, H. (2010). Verhaltenstherapeutische Interventionen. In E. Leibing, W. Hiller & S. Sulz (Hrsg.), *Lehrbuch der Psychotherapie. Band 3: Verhaltenstherapie* (S. 123–156). München: CIP-Medien.

Wie läuft eine Exposition mit Reaktionsverhinderung konkret ab?

Zur Vorbereitung werden Sie verschiedene angst- und anspannungsauslösende Situationen, die normalerweise Ihr zwanghaftes Bewegungsverhalten auslösen, in eine hierarchische Reihenfolge bringen, d. h., dass die erwartete Höhe Ihrer Angst oder Anspannung in der jeweiligen Situation immer weiter zunimmt *(Arbeitsblatt 6: Hierarchie für Expositionen)*. Im Anschluss werden Sie nach ausführlicher Vorbesprechung gemeinsam mit einem Therapeuten oder einer Therapeutin genau diese Situationen gezielt aufsuchen – beginnend mit Situationen in der Mitte Ihrer Hierarchie, d. h. im mittleren Angst- und Anspannungsbereich. Auch wenn unangenehme Gefühle sowie körperliche Anspannung in diesen Situationen deutlich ansteigen werden, ist es wichtig, dass Sie mit Unterstützung Ihres Therapeuten oder Ihrer Therapeutin Ihr zwanghaftes Bewegungsverhalten bewusst unterlassen und vielmehr aufkommende unangenehme Gefühle, Körperempfindungen und zugrundeliegende Befürchtungen gezielt beschreiben. Beendet wird die Exposition, wenn Sie erleben, dass Ihre Angst und Anspannung merklich abgesunken sind. In den meisten Fällen werden dafür Wiederholungen der Exposition erforderlich sein.

Wichtig ist dabei, dass Sie die aufkommenden Gefühle, Körperempfindungen und Befürchtungen wirklich „erleben“ und nicht nur „die Zähne zusammenbeißen“, weil Sie nur so auch das Ansteigen von Angst und Anspannung bis zum Höhepunkt und den anschließenden Abfall selbst erfahren können.

Was sollte ich während einer Exposition mit Reaktionsverhinderung unterlassen?

Während einer Exposition ist es wichtig, dass Sie keine Vermeidungsstrategien einsetzen, wie z. B.:

Zeitliche Vermeidung

- Das zwanghafte Bewegungsverhalten wird auf die Zeit unmittelbar nach Ende der Exposition aufgeschoben.
- Am Tag vor der Exposition oder am folgenden Tag wird die im Rahmen der Exposition „verpasste Runde“ durch eine „Extra-Runde“ nachgeholt.

Emotionale Vermeidung

„Ich beiße einfach die Zähne zusammen und halte es aus, bis es vorbei ist.“

Behaviorale Vermeidung

- Einnahme von angstlösender Medikation vor der Exposition.
- Während der Exposition anstatt mit dem Bein zu wippen, die Bauch- und/oder Beinmuskulatur anspannen.

Kognitive Vermeidung

- „Wenn das hier vorbei ist, dann hole ich das heute Abend oder morgen einfach auf, indem ich eine Extra-Runde laufe oder 100 Sit-ups extra mache.“
- „Meine Therapeutin würde mich diese Expo nicht machen lassen, wenn ich morgen tatsächlich 1,5 kg mehr wiegen würde, weil sie weiß, dass ich dann durchdrehen würde.“

Bei Einsatz von Vermeidungsstrategien während bzw. nach einer Exposition gelingt es Ihnen zwar kurzfristig, einen starken Anstieg Ihrer unangenehmen Gefühle und Ihrer Anspannung zu vermeiden bzw. für einen raschen Abfall der Anspannung zu sorgen, jedoch werden Sie so nicht erleben können, dass Ihre Anspannung nicht immer wieder ansteigt und schließlich auch ohne Ausführen des zwanghaften Bewegungsverhaltens wieder abnimmt.

Einheit 5 **Arbeitsblatt 7**

Märchen und Fakten

Die unten aufgelisteten Annahmen sind für viele Patientinnen und Patienten Grundlage für ihr zwanghaftes Bewegungsverhalten. Bitte markieren Sie die drei Annahmen, die Sie am meisten mit Ihrer gesteigerten körperlichen Aktivität in Verbindung bringen. Bitte kreuzen Sie spontan an, ohne lange darüber nachzudenken.

1) Wenn ich mich hinsetze oder hinlege, wandeln sich meine Muskeln sofort in Fettmasse um und ich werde schwabbelig und fett – durch Training kann ich das Gegenteil bewirken.

2) Wenn ich mich nicht bewege, bin ich faul, nutzlos, wertlos.

3) Im Untergewichtsbereich schaffe ich es durch ausreichend Sport, hauptsächlich an Muskelmasse zuzunehmen.

4) Sport ist gesund und wird auch von gesunden Menschen ausgeübt.

5) Durch Sport bin ich ausgeglichener und zufriedener mit mir selbst und meinem Körper.

6) Ich muss ganz viele Sit-ups machen, um einen schönen Bauch zu bekommen.

7) Ich sollte jeden Tag draußen spazieren gehen, weil es gesund ist.

8) Mit anderen „spazieren gehen" zählt nicht zu meinem Pensum, denn nur Gehen nach meinen eigenen Regeln (Dauer, Tempo, Strecke, keine Pause) ist effektiv.

9) Wenn ich abnehme, nehme ich Fett ab und keine Muskeln.

10) Ich muss direkt nach dem Essen aktiv sein, um möglichst wenig zuzunehmen.

11) Bewegung ist „harmloses Gegensteuern".

12) Wenn ich nicht jeden Tag gleich viel Sport treibe, nehme ich sofort sehr viel zu.

13) Durch Bewegung habe ich das Gefühl, etwas zu leisten und etwas Sinnvolles zu tun.

14) Bewegung ist Zeitvertreib und lenkt ab.

Meine Skillskette

Nachdem Sie nun verschiedene Skills zum Umgang mit hoher und mittlerer Anspannung kennengelernt haben, möchten wir Sie bitten, sich einige Minuten Zeit zu nehmen und Ihre eigene vorläufige Skillskette zusammenzustellen. Wichtig ist, dass Sie diese Skillskette in den nächsten Tagen immer wieder ausprobieren, wenn Sie unter Anspannung stehen, und wenig hilfreiche Skills ggf. ersetzen – nur so können Sie schrittweise eine Skillskette entwickeln, die in schwierigen Situationen eine echte Alternative zu Ihrem zwanghaften Bewegungsverhalten darstellt!

Anspannungsbereich	Skills	Dauer
> 70 %	**Kurze, körperlich intensive Übungen („Hochstressskills“)** Sprints auf der Stelle, Hampelmänner, Scherschritte, Ball gegen die Wand prellen, Kopfkissen aufs Bett schlagen, „Heißer Stuhl“, Theraband auseinanderziehen, schreien, seilspringen, boxen	**Max. 5 Minuten!!**
50–70 %	**Übungen, die Bewegung und Konzentration beinhalten** auf Wackelbrett stehen, jonglieren, mit einem Bein schwingen oder eine „8“ bzw. den eigene Namen in die Luft schreiben, Füße voreinander setzen und dabei nach oben schauen oder die Augen schließen, Yoga-Baum, Arme gegenläufig kreisend, auf einem Bein stehend von 100 immer wieder 7 abziehen	
< 50 %	**Übungen, die Konzentration erfordern** Zauberwürfel, Sudoku, kreatives Schreiben, häkeln, stricken	

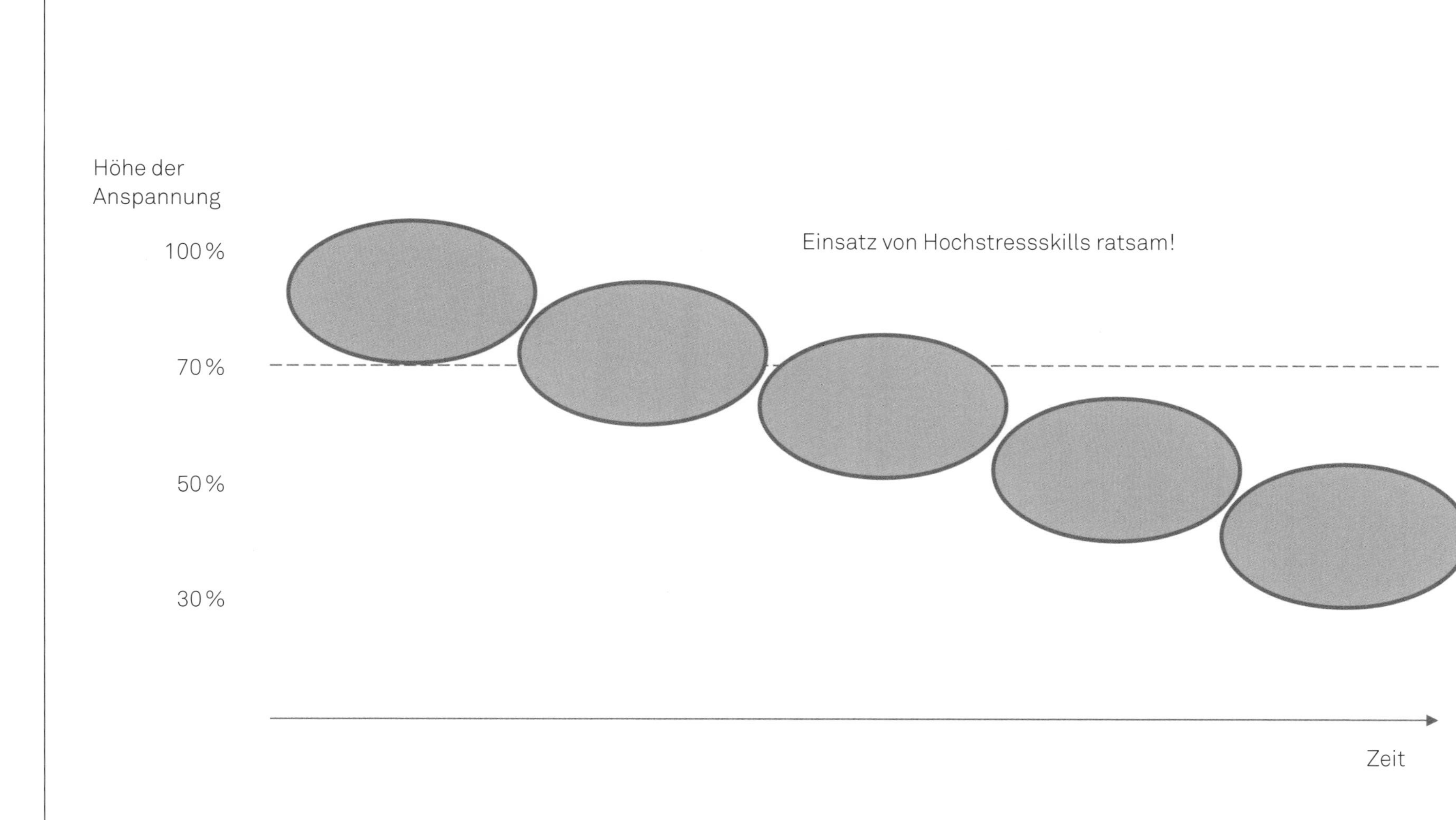
Höhe der Anspannung
100 %
70 %
50 %
30 %
Einsatz von Hochstressskills ratsam!
Zeit

Einheit 6 Arbeitsblatt 9

„Eine Woche mit gesundem Freizeit- und Bewegungsverhalten“

Bitte erstellen Sie in der nachfolgenden Tabelle einen möglichen persönlichen Wochenplan mit gesundem Freizeit- und Bewegungsverhalten. Wir empfehlen Ihnen, darauf zu achten, dass dieser Wochenplan *sportliche* (z. B. Tennis spielen, Zumba, tanzen), *ruhige* (z. B. zeichnen, musizieren, fotografieren, lesen) und auch *soziale Aktivitäten* (z. B. mit Freunden shoppen oder ins Kino gehen) miteinschließt. Ratsam wäre ebenfalls, dass Sie in den ersten Monaten Sport und Bewegung vorwiegend in Begleitung oder in der Gruppe ausführen, um einem Rückfall in ungesundes Bewegungsverhalten vorzubeugen.

Montag	Dienstag	Mittwoch	Donnerstag	Freitag	Samstag	Sonntag

Zusammenhang von zwanghaftem Bewegungsverhalten und Gefühlen

Häufig dient das zwanghafte Bewegungsverhalten dazu, in schwierigen Situationen vor unangenehmen Gefühlen, mit denen Sie nur schwer umgehen können (z.B. Wut oder Traurigkeit), sprichwörtlich „davonzulaufen". Kurzfristig kann dieses Verhalten hilfreich sein, da so die Intensität des Gefühls rasch nachlassen wird. Längerfristig wird sich die schwierige Situation durch dieses Verhalten jedoch nicht ändern, v.a. da durch das unmittelbare „Davonlaufen" die in dem Gefühl inbegriffene *Information* und der ebenfalls enthaltene *Handlungsvorschlag* verlorengehen.

Jedes Gefühl beinhaltet eine *Information* über die Situation, in der Sie sich momentan befinden: So zeigen Ihnen unangenehme Gefühle wie Trauer, Angst oder Wut, dass Sie etwas oder jemanden, das oder der Ihnen wichtig war, verloren haben, dass Sie sich subjektiv in Gefahr befinden oder dass Ihre Grenzen überschritten bzw. Ihre Interessen missachtet werden. Dagegen zeigen Ihnen angenehme Gefühle wie Freude oder Liebe, dass Ihre Wünsche berücksichtigt werden, dass Sie gerade etwas Schönes erleben oder dass Sie eine große Nähe zu jemandem empfinden.

In jedem Gefühl ist außerdem auch ein *Handlungsvorschlag* enthalten: Das heißt, Sie werden dazu aufgerufen, auf eine bestimmte Art und Weise zu reagieren. So rufen Sie unangenehme Gefühle dazu auf, die aktuelle Situation zu ändern, indem Sie sich Schutz bzw. Unterstützung suchen, die gefährliche Situation verlassen oder Ihrer Umwelt klare Grenzen aufzeigen. Dagegen bedeuten angenehme Gefühle, dass Sie am besten in der Situation verbleiben, in der Sie sich momentan befinden.

Bei welchem Gefühl war eben der Impuls, sich zu bewegen, besonders stark?

Gefühl:

Wenn ich vor diesem Gefühl nicht „davonlaufe", gibt es mir folgende Information und folgenden Handlungsvorschlag:

Information:

Handlungsvorschlag:

Wie ich den Handlungsvorschlag konkret umsetzen kann:

Meine Fortschritte während AGB und wie es weitergeht …

Folgende konkrete Fortschritte habe ich in den letzten vier Wochen bzgl. meines zwanghaften Bewegungsverhaltens gemacht:

-
-
-

Folgende Dinge sind mir in Zusammenhang mit meinem zwanghaften Bewegungsverhalten klar geworden (z. B. in welchen Situationen mein zwanghaftes Bewegungsverhalten besonders stark ist, wobei es mir kurzfristig hilft, welche Annahmen meinem zwanghaften Bewegungsverhalten zugrunde liegen):

-
-
-

In folgenden Situationen fällt es mir noch schwer, das zwanghafte Bewegungsverhalten nicht auszuüben./Es fällt mir noch schwer, folgende Regeln bzgl. meines zwanghaften Bewegungsverhaltens zu „brechen“:

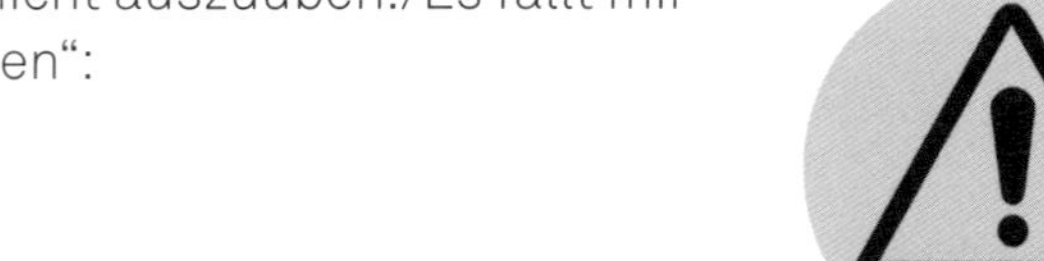

-
-

Folgende Expositionen/Aufgaben nehme ich mir für die nächsten Tage und Wochen konkret vor, um mein zwanghaftes Bewegungsverhalten auch in diesen Situationen in den Griff zu bekommen:

Datum	Genaue Beschreibung der Exposition/Aufgabe (Zeitpunkt, Ort, Situation, gewünschtes Verhalten, Dauer ...)	Verhalten, das ich vor, während und nach der Exposition/Aufgabe **unterlassen** werde	Benötige ich bei der Exposition/Aufgabe die Unterstützung meines Therapeuten? Wenn ja, in welcher Form?

Diagnostik

Klinisches Interview zur Erfassung des zwanghaften Bewegungsverhaltens

A1: Haben Sie einen Bewegungsdrang, d. h. kommt es vor, dass Sie sich immer wieder bewegen und nicht damit aufhören können? Was müssen Sie immer wieder tun? Falls unklar: Haben Sie ein schlechtes Gewissen, wenn Sie Ihr übliches Bewegungspensum nicht absolvieren? Gibt es eine feste Routine, der Sie folgen müssen?

____

____

____

____

A2: Warum müssen Sie sich immer wieder bewegen? Was würde eintreten, wenn Sie es nicht tun würden?

____

____

____

____

B1: Welche Auswirkungen hat Ihr Bewegungsverhalten auf Ihr Leben?

____

____

____

____

B2: Leiden Sie unter Ihrem Bewegungsverhalten?

____

____

B3: Wie viel Zeit nimmt Ihr Bewegungsverhalten in Anspruch?

____

____

B4: Bewegen Sie sich auch dann, wenn Sie krank oder verletzt sind?

____

____

C: Sind Sie der Meinung, dass Ihr Bewegungsverhalten angesichts Ihres momentanen körperlichen Zustands übertrieben ist?

____

____

Übersicht über die Arbeits- und Informationsblätter im Anhang und auf der CD-ROM	
Einheit 1	Begrüßungsblatt: Willkommen in der Gruppe „Aufbau eines gesunden Bewegungsverhaltens“! Arbeitsblatt 1: Interview zum eigenen Bewegungsverhalten Arbeitsblatt 2: Meine Therapieziele
Einheit 2	Arbeitsblatt 3: Typische kritische Situationen Arbeitsblatt 4: Verhaltensanalyse Arbeitsblatt 5: Interview mit einer gesunden gleichaltrigen Person Informationsblatt 1: Yoga-Übung für aktive Entspannung und achtsames Körpererleben Informationsblatt 2: Verhaltensanalyse
Einheit 3	Arbeitsblatt 6: Hierarchie für Expositionen Informationsblatt 3: Expositionen gegen zwanghaftes Bewegungsverhalten
Einheit 4	–
Einheit 5	Arbeitsblatt 7: Märchen und Fakten
Einheit 6	Arbeitsblatt 8: Meine Skillskette Arbeitsblatt 9: „Eine Woche mit gesundem Freizeit- und Bewegungsverhalten“
Einheit 7	Arbeitsblatt 10: Zusammenhang von zwanghaftem Bewegungsverhalten und Gefühlen
Einheit 8	Arbeitsblatt 11: Meine Fortschritte während AGB und wie es weitergeht ...
Diagnostik	Klinisches Interview zur Erfassung des zwanghaften Bewegungsverhaltens (Dittmer et al., 2018)

Die Autorinnen und Autoren des Bandes

Dr. rer. nat. Dipl.-Psych. Nina Dittmer, geb. 1986. Seit 2011 als Psychologin an der Schön Klinik Roseneck tätig, psychologische Psychotherapeutin. Promotion an der TU Dresden zu zwanghaftem Bewegungsverhalten bei Anorexia nervosa. Dozentin und Supervisorin, seit 2021 Leitende Funktionspsychologin.

Sportwiss. M.A. Claudia Mönch, geb. 1966. 1996–2002 Sport-/Bewegungstherapeutin in der stationären Behandlung (Chiemgau-Klinik Marquartstein, Medical Park Chiemsee). Seit 2003 als Sport- und Bewegungstherapeutin an der Schön Klinik Roseneck in Prien und Rosenheim tätig.

Dr. Michael Marwitz, geb. 1964. Seit 1999 als Leitender Psychologe an der Schön Klinik Roseneck tätig, psychologischer Psychotherapeut. Außerdem Tätigkeit als Dozent, Supervisor und Selbsterfahrungsleiter an verschiedenen verhaltenstherapeutischen Ausbildungsinstituten.

Dipl.-Sportwiss. Mareike von der Mühlen, geb. 1984. 2010–2014 als Sport- und Bewegungstherapeutin an der Schön Klinik Roseneck tätig, Mitverantwortliche für den Aufbau der Abteilung Sport- und Bewegungstherapie bei Eröffnung Haus Rosenheim.

Sabine Baumann. 2013–2017 als Ärztin an der Schön Klinik Roseneck tätig.

Prof. (PMU Salzburg) Dr. med. Dipl.-Psych. Ulrich Cuntz. Facharzt für Psychosomatische Medizin und Psychotherapie, Facharzt für Innere Medizin. Seit 1994 an der Schön Klinik Roseneck zunächst als Oberarzt, seit 2002 als Chefarzt tätig.

Dr. Katharina Alexandridis, geb. 1964. 2000–2015 Leitung der Abteilung Sport- und Bewegungstherapie an der Schön Klinik Roseneck. Seit 2015 wissenschaftliche Mitarbeiterin an der Deutschen Sporthochschule Köln.

Dipl.-Psych. Markus Fumi, geb. 1967. Seit 1995 an der Schön Klinik Roseneck tätig, psychologischer Psychotherapeut und Supervisor. Seit 2014 Leitender Psychologe der Jugendabteilung.

Prof. Dr. med. Ulrich Voderholzer, geb. 1961. Facharzt für Psychiatrie und Psychotherapie, Supervisor in Verhaltenstherapie, Master of Medical Education. Seit 2010 Ärztlicher Direktor der Schön Klinik Roseneck. Wissenschaftliche Kooperation mit dem Klinikum der Ludwig-Maximilians-Universität München, Leiter der Section Eating Disorders der World Psychiatric Association.